JN288552

Motivating People to Be Physically Active

行動科学を活かした

身体活動
運動支援

活動的な
ライフスタイルへの
動機付け

ベス H. マーカス
リーアン H. フォーサイス
［著］

下光輝一・中村好男
岡浩一朗
［監訳］

大修館書店

Motivating People to Be Physically Active
by
Bess H. Marcus and LeighAnn H. Forsyth
Copyright © 2003 by Bess H. Marcus and LeighAnn H. Forsyth
Japanese translation rights arranged with Human Kinetics Publishers, Inc.
through Japan UNI Agency, Inc., Tokyo.

TAISHUKAN PUBLISHING., Ltd., Tokyo, Jpan.

[推薦の言葉]
健康づくりの研究・実践を推進する立場より

　少子高齢化の時代を迎えたわが国においては，今後どのような高齢社会を築くかが重要な課題となっています。そのために，わが国のあらゆる分野で，新しい社会づくりへの具体的な貢献のあり方が検討されています。保健・医療の分野においては，生活習慣病の予防や高齢者の生活機能維持といった慢性疾患や老化に対する予防対策としての「健康づくり」についての期待が高まっています。特に，わが国の医療制度や介護保険制度といった社会保障制度の長期的かつ安定的な運営を可能とするための根本的対策としての「健康づくり」に大きな期待が寄せられています。このことは，2000年の「健康日本21」の施行以来，「健康増進法」，「健康フロンティア戦略」，「介護保険制度改革」，そして2008年の「医療制度改革」といった一連の「疾病予防と健康増進」を目的とした政策，制度，法律の整備によって，具体的な実施の段階にあります。したがって，今後の健康づくりには，単なる期待ではなく，高齢社会づくりの重要な領域として，その具体的な実践と成果がより強く求められるようになります。

　このようなわが国の高齢社会づくりへ向けた社会の大きな流れの中で，健康づくりは今後ますます大きな社会的役割を担うことになります。そのような役割を果たすためには，まず，健康づくりに関する質の高い研究成果に基づく科学的な健康づくりの実践が必要となります。身体活動・運動分野における健康づくりに関する研究は，これまで身体活動や運動による身体への影響と適応機構を生理・生化学的に明らかにする基礎的研究および慢性疾患の発症に関連する生活習慣としての身体活動・運動の意義を明らかにする運動疫学研究が数多く行われてきました。そして，それらの研究成果は「身体活動・運動による健

康づくりガイドライン」や「健康日本21」などの健康政策に反映されてきました。しかし，これらの成果は「身体活動や運動を実践・継続する」ことを前提としたものであり，その前提を実現するための具体的な方法が明らかにされない限り，その多くは前提の域に留まり，大きな社会的成果にはつながりません。したがって，今後は，健康づくりとしての身体活動や運動をより多くの人々が実践し，より長く継続するための方法を開発する実践的研究を積極的に進めることが必要となります。さらに，それらの研究成果を踏まえてより多くの国民が継続的な健康づくりを実践するための政策づくりとその成果評価を行う公衆衛生学的研究も重要となります。このような，身体活動・運動による健康づくり研究に関する枠組みが構築され，多くの研究成果が蓄積されることが，わが国の新しい高齢社会づくりに貢献できる「身体活動・運動による健康づくり」の学問的および社会的な役割を果たすことになるものと思われます。

　今後の高齢社会づくりを進めるためには，このような健康づくりの方法の研究開発と同時に，その実践による個人的および社会的な成果を挙げることも重要なこととなります。現在の健康づくりの方法としては，個人を対象として健康に関係する問題行動の改善を図る個別健康づくりと，健康づくりに関係する地域や環境の条件整備を図る地域健康づくりとがあります。個別健康づくりにおいては，主に生活習慣や健診結果などの疾病の発症リスクを有する個人を対象として，その生活習慣を改善することにより，身体的なリスクを改善し，疾病の発症を防ぐことを目的とします。このような個別健康づくりにおいては，個々人の問題となる健康行動の変容を促すことが最大の目標となります。そして，そのような個別健康づくりに従事する者に求められる知識や能力は，従来の疾病管理を目的とした保健指導におけるものとは大きく異なります。これからの個別健康づくりの実践者においては，従来の医学的知識や情報に基づく指導・教育を行うための能力よりも，対象者の行動変容を促すための知識や技法に基づく支援能力がより重要となります。すなわち，健康運動指導士，保健師，

(管理)栄養士といった健康づくり従事者の方々にとって，対象者が自らの生活習慣を振り返り，その問題行動に気付き，行動変容を意図し，実践するという一連の行動を促すために必要な行動科学や健康学習の理論や知識および技法を身につけることは，個別健康づくりの成果を挙げるためには大変に重要な課題となります．

　本書『行動科学を活かした身体活動・運動支援―活動的なライフスタイルへの動機付け』は，私が現在会長を務める日本運動疫学研究会の中核的会員が中心となって監訳したものです．本書は，保健医療の専門家や実践家に役立つ健康づくりの方法論の研究開発および実践方法についての情報を提供することを目的としています．翻訳に当たった会員は，わが国の運動疫学，行動科学，および健康教育学の各分野で中堅的リーダーとして精力的に活動している方々です．したがって，翻訳の対象となる著書の選択においては，それぞれの分野での厳密な内容の検討を経て決定されたものであり，健康づくりに関係される多くの方々の要望に十分応えることができるものとなっています．本書が，わが国の「豊かで健やかな高齢社会」を築くうえで重要な領域である「健康づくり」に携われている多くの専門家や実践家の方々に広く購読され，それぞれの活動分野での多くの成果につながることを願っています．

2006年7月
早稲田大学スポーツ科学学術院教授
日本運動疫学研究会会長

荒尾　孝

まえがき

　本書は，行動科学研究の理論や概念を用いて，身体活動プログラムの計画作成，開発，実行，評価に携わる保健医療の専門家に役立つハンドブックにすることを目的として書かれたものです。この『行動科学を活かした身体活動・運動支援—活動的なライフスタイルへの動機付け』が，個人トレーナー，フィットネスクラブやコミュニティセンターの職員，地域社会の関係機関や連邦機関のスタッフ，また個人の行動を変えようとする意欲を高めるための仕事をしている方々のお役に立つことができれば幸いです。本書には，心理学や行動変容に関する知識の有無にかかわらず，すぐに使える実用的な手段，アイデア，方法がたくさん詰まっています。

　本書は1冊まるごと読むこともできますし，仕事に最も関係のある章だけを読むこともできます。いずれにせよ，本書で示されている動機付けの準備性に関する概念をよく理解し，アイデアやそのアイデアを実行に移す方法の参考ハンドブックとして用いていただければよいと思います。ここで示された様々なスキルや手段，方法は，個人にも，グループにも，職場にも，また地域社会でも活用できるものばかりです。

　『行動科学を活かした身体活動・運動支援—活動的なライフスタイルへの動機付け』は，成人の健康増進のための知識やスキル，情報を提供することを目的としていますが，ここで示された情報は身体的，心理的な慢性症状を抱える人々など，どのような集団にも適用することができます。

　本書の第1部は，身体活動介入に関する研究基盤，行動変容への動機付けの測定手段，行動変容の媒介変数に重点を置いた内容となっています。1章では，身体活動プログラムと，運動や体力づくりのトレーニングに関連するその他の

研究の違いを明確にしています。2章では，本書の基本的な理論的モデルである行動変容ステージモデルについて紹介し，行動変容することへの動機付けの準備性の測定方法についても述べています。3章では，その他の重要な心理学理論やモデルについて述べ，身体活動介入にそれらをどう適用させるかについて述べています。4章では，身体活動を変容させる媒介変数について説明しています。人の身体活動を変えるためには，まずその人の中でこの媒介変数が変わらなければなりません。5章では，これらの媒介変数の測定方法について説明しています。6章では，行動変容ステージモデルに基づいた身体活動介入に関する研究について論評しています。

　第2部では，身体活動パターンと体力に関する評価について解説し，行動変容ステージモデルを様々な状況にどう適用させればよいかを分析しています。7章では，クライアントの身体活動パターンと体力の測定方法について説明しています。8章から11章までは，行動変容ステージモデルを個人，グループ，職場，地域社会にどのように適用させればよいかについて論じ，これらの概念を特定集団に適用させる方法についても述べています。これらの章では，実際の身体活動プログラムに使えるよう，いくつかの運動やワークシートも合わせて紹介しています。

　人々がもっと身体活動をするようサポートをしている皆さんが，それぞれの仕事で成功をおさめられることを祈念するとともに，皆さんが健康増進と疾病予防というこの重要な分野に時間とエネルギーを捧げておられることに，心からの賛辞を送りたいと思います。

謝辞

このプロジェクトをお手伝いいただいた多くの人々のお名前を挙げる前に，まず私たちが本書を共同執筆するにあたっては幾多の困難もありましたが，職業的，個人的に親しい関係を持つことができたおかげで，充実し，本当に楽しく仕事を進めることができたということを申し上げたいと思います。フルタイムの仕事を持ち，また子どもたちの世話もしながら本書を執筆することができたのは，ひとえにお互いが助け合い，楽しく過ごすことができたおかげです。

このプロジェクトでは，いろいろな部分で何人もの方々にお世話になりました。ヘーゼル・ウエレットは，私たちが互いのコミュニケーションを取るため（共同執筆者にとって絶対必要なものです！），時間の調整をはかってくれました。スティーブン・N・ブレア（PED）は，本書の初版について有益なコメントを与えてくれました。ベス・ルイス（Ph.D），メリッサ・ナポリターノ（Ph.D），アナ・アルブレヒト（RN, MS），アンドレア・ダン（Ph.D），ジェシカ・ホワイトリー（Ph.D）は，本書のいろいろな部分について有益なコメントを与えてくれました。ローラ・スミス（MS）は，いろいろな許可申請の事務を手伝ってくれました。特に，エイプリル・オバーンドーフは心の平安を与えてくれました。また，ヒューマン・キネティクスのルネ・トーマス・パーテルとアマンダ・ユーイングは，本書の執筆全体を通じて編集を手伝ってくれました。これらの方々に心からの感謝を捧げます。

目次

推薦の言葉………i
まえがき………iv
謝辞………vi

第1部　行動変容ステージモデルの理論的背景………1

第1章　身体活動介入について………2

身体活動, 運動, 体力の定義………4
身体活動介入………6
行動変容ステージモデル………8

第2章　行動変容ステージモデル………10

動機付けの準備性と変容ステージ………11
変容ステージに合ったカウンセリング方法………14
変容プロセス………15
質問票………18

第3章　他の心理学理論やモデルを統合する………24

学習理論………24
意思決定理論………28
行動選択理論………29
社会的認知理論………31
生態学モデル………33
逆戻り予防モデル………34

　　　　　　　　結論………36

第4章────身体活動の媒介変数について学ぶ………40

　　　　　　　　なぜ媒介変数を考慮に入れなければならないか………40
　　　　　　　　調節変数と媒介変数………42
　　　　　　　　身体活動の媒介変数………45
　　　　　　　　媒介変数への実証的裏付け………49
　　　　　　　　結論………52

第5章────身体活動の媒介変数を評価・測定する………56

　　　　　　　　変容プロセス………56
　　　　　　　　セルフ・エフィカシー………62
　　　　　　　　意思決定バランス………62
　　　　　　　　ソーシャルサポート………64
　　　　　　　　結果期待………69
　　　　　　　　楽しみ………71
　　　　　　　　結論………73

第6章────行動変容ステージモデルを用いた
　　　　　　身体活動介入の成功例………74

　　　　　　　　行動を起こすことを考えよう：イマジン・アクション：
　　　　　　　　地域型プログラム………75
　　　　　　　　健康のために始めよう：ジャンプスタート・トゥ・ヘルス：
　　　　　　　　職域型プログラムの研究………77
　　　　　　　　始めよう：ジャンプスタート：
　　　　　　　　地域型プログラムの研究………79

プロジェクト・アクティブ：
地域型プログラムの研究………81
結論………82

第2部　行動変容ステージモデルを応用した介入………85

第7章　身体活動パターンと体力の評価………86

身体活動記録………87
体力の評価………93
身体活動と体力をグループで評価する………96
結論………100

第8章　行動変容ステージモデルを個人カウンセリングに用いる………102

身体的準備性………103
心理的準備性………106
行動変容には自信を持つことが重要………111
目標を設定する………113
成功の度合いを測定する………114
ステージ別個人カウンセリングの方法………115
- STAGE 1　前熟考期………116
- STAGE 2　熟考期………120
- STAGE 3　準備期………124
- STAGE 4　実行期………128
- STAGE 5　維持期………132

結論………136

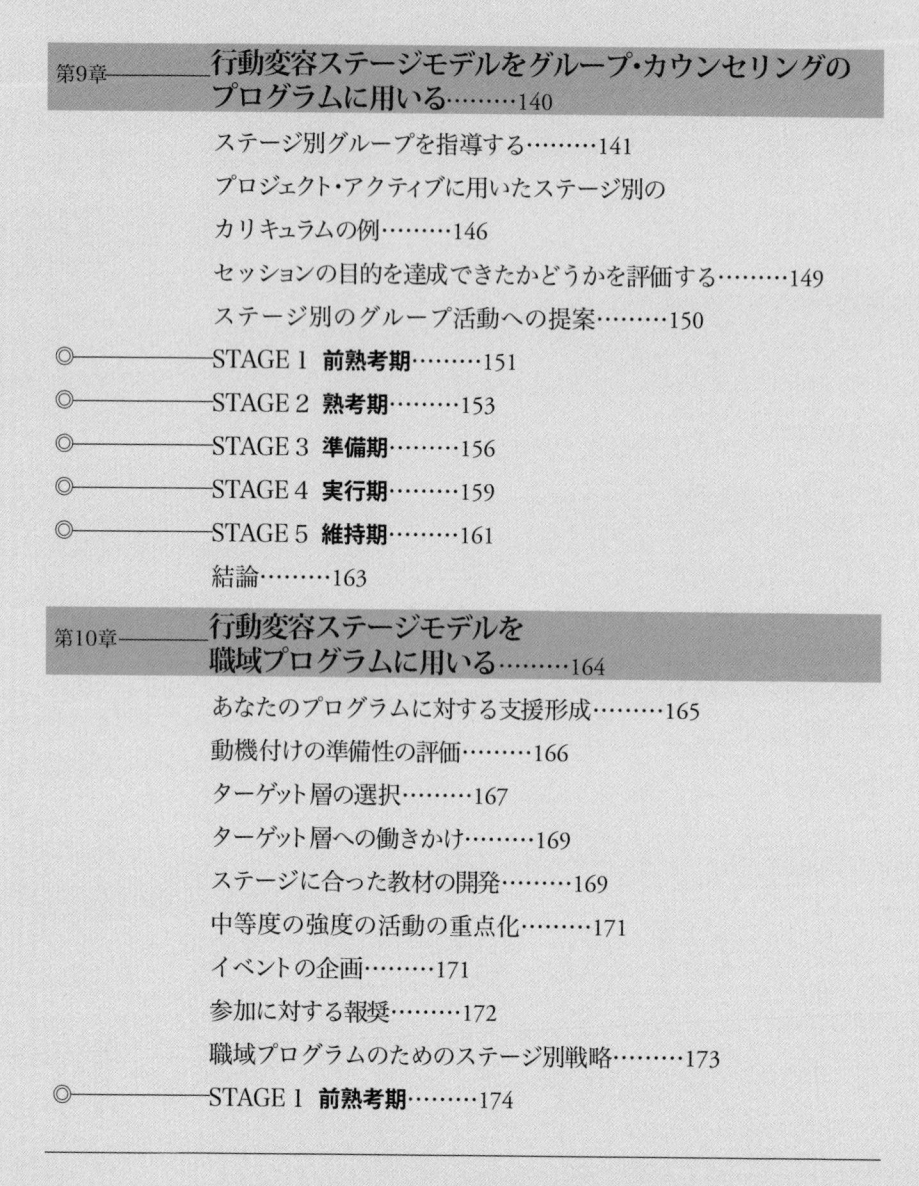

第9章 行動変容ステージモデルをグループ・カウンセリングのプログラムに用いる………140

- ステージ別グループを指導する………141
- プロジェクト・アクティブに用いたステージ別のカリキュラムの例………146
- セッションの目的を達成できたかどうかを評価する………149
- ステージ別のグループ活動への提案………150
  - STAGE 1 前熟考期………151
  - STAGE 2 熟考期………153
  - STAGE 3 準備期………156
  - STAGE 4 実行期………159
  - STAGE 5 維持期………161
- 結論………163

第10章 行動変容ステージモデルを職域プログラムに用いる………164

- あなたのプログラムに対する支援形成………165
- 動機付けの準備性の評価………166
- ターゲット層の選択………167
- ターゲット層への働きかけ………169
- ステージに合った教材の開発………169
- 中等度の強度の活動の重点化………171
- イベントの企画………171
- 参加に対する報奨………172
- 職域プログラムのためのステージ別戦略………173
  - STAGE 1 前熟考期………174

- STAGE 2　熟考期………176
- STAGE 3　準備期………178
- STAGE 4　実行期………181
- STAGE 5　維持期………183
- 結論………185

第11章　行動変容ステージモデルを地域型のプログラムに用いる………186

- 地域社会の変容ステージ………187
- 地域社会の中の個人に働きかける………190
- ステージに合ったメッセージを考える………192
- メディアを使ったアプローチによってターゲット層に働きかける………193
- 地域社会のリーダーと協力してターゲット層に働きかける………196
- 地域社会の身体活動プログラムのステージ別アプローチ………196
- STAGE 1　前熟考期………197
- STAGE 2　熟考期………200
- STAGE 3　準備期………203
- STAGE 4　実行期………206
- STAGE 5　維持期………209
- 結論………212

- **用語集**………214
- **索引**………218

監訳者あとがき………221

コラム1──────身体活動・運動行動の理解に応用されている他の心理学理論：
合意的行為理論と計画的行動理論………39

コラム2──────身体活動・運動行動の媒介変数を測定すること：
わが国における研究に応用するために………55

コラム3──────行動変容ステージモデルに基づく身体活動介入研究への批判：
介入の長期的効果について………84

第1部

行動変容ステージモデルの理論的背景

◎行動変容ステージモデルの理論的背景

第1章 身体活動介入について

米国をはじめ多くの国々では，身体を動かすことの少ない生活が疾患や死亡の原因になるとともに，生活の質（Quality of Life：QOL）を低下させている。この問題については過去50年間に数多くの研究が行われ，運動トレーニングプログラムの身体的，心理的効果についての科学的根拠が示されている。これらの研究成果に基づいて，それらの効果を生み出し維持するのに必要な運動レベルについてのガイドラインが作成されてきた。米国スポーツ医学会（American College of Sports Medicine：ACSM）の定めた"運動処方"のガイドラインはその代表である。最大心拍数の60～90％の強度の運動トレーニングを1週間に3～5回，1回につき20～60分間行うというものである（ACSM, 1990）。ただし，多くの人にとっては，ランニングならこの運動強度の基準に当てはまるが，ウォーキングは当てはまらないことになる。

1990年代になると，米国心臓協会（AHA），ACSM，疾病管理予防センター（CDC），国立衛生研究所（NIH），公衆衛生局など数多くの公衆衛生機関から，活動的なライフスタイルが健康にもたらす恩恵や，体を動かすことの少ないライフスタイルが健康に与える影響についての報告がなされてきた（Fletcher et al.,1992;Pate et al.,1995;NIH,1996;U.S.Department of Health and Human Services[USDHHS],1996）。活動的なライフスタイルによって得られる健康上の恩恵は，**表1.1**に示した通りである。これらは，集団を対象とした研究の検証に基づく報告であり，身体活動や体力は心疾患のリスクを減らすことが示されている。それは"容量反応的"であり，体力のレベルや身体活動量が高くなるほど心疾患のリスクが低くなるのであるが，特に低レベルの人々にとってその低減効果は顕著であり，身体活動や体力のレベルが中程度の人でも，心疾患の

リスクが大幅に低下することが分かっている。

　集団を対象としたこれらの研究のほか，運動科学者はいくつかの実験研究によって1回あたりの身体活動の強度や最短時間の影響を検証している。デバスクの研究チーム（1990）が行った研究によると，中等度の強度〜高強度の身体活動を1日に何度か（例えば10分間ずつ3回）行うことで，もっと長時間の身体活動を1回(例えば30分間を1回)行うのと同程度の健康改善がみられた。また，エビス（1985）による別の研究では，運動を短時間ずつ3回に分けて行った場合，もう少し長時間の運動を1，2回行ったのと同じように体力も向上し，HDLコレステロールも改善することが分かった。このように，高強度の身体活動でも中等度の強度の身体活動でも健康に大きな影響を及ぼすこと，またそれらは連続して行っても，短時間に分けて行っても変わらないことが分かった。

　このような研究成果に基づいて，CDCとACSMは健康増進のための身体活動について，次のような共同勧告を出すに至った。すなわち，成人は1週間のうちほぼ毎日（できれば毎日），合計30分以上の中等度の強度の身体活動を行うべきだというものである（Pate et al., 1995）。中等度の強度の身体活動をす

▶ 表1.1 身体活動の恩恵

◎心臓病, 高血圧, 糖尿病のリスクを下げる

◎大腸がんのリスクを下げる

◎健康で強い骨を作る

◎風邪やインフルエンザにかかりにくくなる

◎体重管理がうまくできる

◎元気が出る

◎よく眠れる

◎不安や抑うつが軽減する

◎自尊感情が高まる

◎行動変容ステージモデルの理論的背景

► **表1.2 中等度の強度の身体活動の例**

◎自転車こぎ
◎ウォーキング（1マイルを15～20分で歩く）
◎ダンス
◎ガーデニングや庭仕事
◎ゴルフ（カートなし）
◎ハイキング
◎子どもと活発に遊ぶ
◎バレーボールをする
◎落ち葉掃き
◎カーペットに掃除機をかける
◎洗車とワックスかけ

るのにもいくらか努力は必要だが，ランニングほどには頑張らなくてもよい。中等度の強度の身体活動としてはウォーキングで十分であり，ミーティングに遅れたとか，バスに遅れないようにとか，寒い中を家路に急いでいるとかのような"急ぎ足"を想定した"ウォーキング"を行えば良いのである。**表1.2**には，これ以外の中等度の強度の身体活動の例を挙げてある。

身体活動(Physical Activity)，運動(Exercise)，体力(Physical Fitness)の定義

これまでに出された勧告を聞きなれているせいか，保健医療の専門家でも一般人でも「体力」，「身体活動」，「運動」という言葉を同義的に使う人が多い。しかし実際は，これらの言葉の意味は同じではない。おそらく読者も，これらの言葉を同じように使っているだろう。だが本書では，身体活動に関する新しい勧告に従い，運動や体力とは違う意味を持つものとして「身体活動」という

言葉を強調することにする。これらの言葉を区別することが重要と思われるので，ここでそれぞれの意味を明確にしておこう。

◎「体力」とは，ACSM（1995）が示した運動処方の基準に従った頻度，強度，時間の運動を行って達成される結果である。
◎「身体活動」という言葉は，カロリーを燃焼させるあらゆる身体の動きを指す（Caspersen, 1989）。
◎「運動」とは，身体活動のサブカテゴリーで，計画的，体系的にくり返し行う身体活動のことである。

　本書では，計画的な運動やその付随活動としてではない，個人の「毎日の身体活動」を増やせるようなプログラムを作成するにはどうすればよいか，ということを重点的に論じている。このように，運動ではなく「身体活動」を重視しているため，例えば職場でもっと階段を使うとか，庭の落ち葉掃きをするとか，子どもとバスケットボールをするといった身体活動も，本書で述べたプログラムの成功例のうちに入る。激しい「運動」が嫌いで体を動かすことの少ない人でも，このような方法を促す身体活動プログラムなら受け入れやすいのではないだろうか。
　CDC/ACSMの共同勧告に従うための方法として，いくつか挙げてみよう。

◎1日に30分ずつ，1週間に5日以上歩く。
◎週末は1日に30分，平日は1日に10分ずつ週に3日以上歩く。
◎1週間に5日以上，1日につき10分間の身体活動を3回行う（例えば庭仕事を10分間，郵便局までのウォーキングを10分間，子どもと鬼ごっこを10分間する）。
◎1週間のうち1日は家事で30分間の重労働をし，もう1日は庭仕事で30分間の重労働をする。あと3日間は，1日に合計30分以上，近所をウォーキングする。1回のウォーキングは10分以上とする。

　"人々の行動を変える"という仕事に直接携わっている保健医療の専門家にとって，これらの新しい勧告は，個人や集団や地域に行動変容を働きかけよ

うとするときに，様々な選択肢を与えてくれる。地域保健の従事者は，これらの多様な選択肢の中からその現場に適合した最善の方法を選べば良いのである。運動は決して"つらい"ものではない。「痛みなくして得るものなし（No pain, no gain）」とばかりに激しい運動をしなくても，普段から身体を良く動かすことを習慣づけるだけで，活動的なライフスタイルの恩恵はすべて享受できるのだ。そのようなことを丁寧に伝えれば，提供されたプログラムや個別指導に対して，ほとんどの人はもっと理解を示してくれることだろう。実際のところ，身体活動は1日何回かに分けて行ってもよいし一度にしてもよい，ウォーキングのような中等度の強度の身体活動でもよいしランニングのようなもっと激しい身体活動でもよい，ジムやコミュニティセンターでの身体活動プログラムに参加してもよいし近所で体を動かしてもよい。このように指導すれば，身体を動かすライフスタイルを自ら取り入れてそれを続けることに関して"生まれて初めて成功する"という人も出てくるに違いない。

身体活動介入

　米国の成人人口の25％（4,000〜5,000万人）が，体を動かすことの少ない生活をしているために慢性疾患や機能障害にかかるリスクが高いという事実は，公衆衛生上，非常に大きな問題であり（USDHHS, 1996），効果的な身体活動介入を求めるニーズはきわめて大きい。さらに，身体を動かすことの少ない集団といっても，人々の間には様々な社会的差異（年齢，収入，教育水準など）があるので，各セグメントの特徴を考慮する必要がある。また，保健医療の専門家や体力づくりの専門家と1対1で対応するパーソナルケアが最良のものだと思い込む必要もない。ヘルスクラブやコミュニティセンターに入会する余裕のない人もたくさんいる。また低所得者は，高所得者のように定期的にプライマリーケアの医師の診断を受けられるチャンスも少ない。よって，このような人々は既存の施設や機関のサービスを十分に受けられないでいる。このため，行動科学者や公衆衛生の研究者は，インターネットや電話を使ったり，地域でパンフレットを配布したり，職域でプログラムを提供したりするなど，別のチャネルを通じて提供できる効果的な介入法を開発している（Marcus, Nigg, Riebe, & Forsyth, 2000）。

運動トレーニングの効果に関する様々な研究は，保健医療の専門家の手によって専門の運動施設において行われるのが普通である。また，運動トレーニング研究の目的は，運動量によって身体にどんな影響があるかをみることである。したがって，これらの研究は心理学理論を基盤にしないことが多い。だが身体活動介入の目標は，個人がその行動を変え，身体を動かすことの少ない生活を活動的な生活に変えられるよう手助けすることである。例えば，友達と会ってランチを食べたりコーヒーを飲んだりするより，散歩に行ったり自転車に乗ったりすることができるように教えるのも，身体活動介入の目標の1つである。身体活動介入の目標は，人々が身体活動を取り入れた生活へと方向転換するのを手助けすることである。

　人々が活動的な生活を維持できるようにするには，そのライフスタイルに合った身体活動習慣をつけてもらうように手助けすることが肝要だという認識が深まりつつある。例えば，午前8時から午後8時までオフィスで働く人にとって，定期的な身体活動ができるような環境を整えようとすれば，自宅用の運動機器を持つことが唯一の手段かもしれない。もちろん運動機器を持っているだけでは，実際にそれを使おうという意欲は湧いてこない。そのため，自宅用の運動機器を使用するとき，自分が好きで必ず行う娯楽活動（夜のニュースを見る，新聞を読む，音楽を聴くなど）を一緒に行うことだ。こうすれば，午後8時半からランニングマシンに乗ることが楽しみになり，忙しい一日を終えた後にまだこれをしなければならないのか，と思わずにすむようになる。

　生活改善に関する個別指導に携わる専門家の間でも，クライアントが楽しいと思える活動を見つけられるようにしてあげることが非常に重要視されるようになった。「1日合計30分の中等度の強度の活動」という毎日の目標を達成するうえで，ダンスやガーデニングなど，自分が楽しめる活動の時間もその中に入れて良いというのは，決まった運動などしない人にもその気を起こさせるのにぴったりの方法である。介入やプログラムの計画を立てる場合でも，クライアントの生活環境や日常の仕事の変化に合わせた，融通の利くプログラムを提供せねばならないと考えられるようになった。例えば，フィットネスクラブや職場の福祉センターの縄跳びクラスでは，どんな場所でも身体活動ができるような方法を教え，そのための道具を提供している。

◎行動変容ステージモデルの理論的背景

[自宅用プログラムとジム用プログラム]

　個人に提供する運動プログラムでは，自宅用またはジム用のどちらかを選べるようにすると非常に効果があることが明らかになっている。自宅用プログラムでは，庭仕事や家事，ガーデニングといった実用的な活動を，継続的または断続的に行うことができる。自宅用プログラムとジム用プログラムでは重視するポイントが異なるため，身体活動介入の研究では，身体活動を1つの行動として説明しようとする理論モデルと，それに影響を与えるいくつかの要素に焦点を当てている。例えば，変容ステージによるアプローチは，個人の身体活動習慣を変えようとする動機付けがどの程度あるのか，それを邪魔する障害にはどんなものがあるか，活動的なライフスタイルからどんな恩恵を得たいと思っているのか，もっと活動的になるためにはどんな具体的な方略やテクニックがあるのか，などを調べるやり方で，個人の目標を達成するのに役立つ。活動的なライフスタイルの促進に心理学理論を応用することで，これらの変数を正確に知ることができる。

行動変容ステージモデル

　行動変容ステージモデルとは，対象となる個々人の"身体活動習慣を変えよう"という動機付けがどの程度あるか，行動変容を妨げる障害となっているのは何か，行動変容を促進するためにはどんな具体的な方略やテクニックがあるか，などを調べる枠組みとなるものである。

　行動変容ステージモデル（Prochaska & DiClemente, 1983）は，身体活動と健康に関する最新の公衆衛生総監報告書（USDHHS, 1996）で強調されている4つの理論モデルのうちの1つである。個人や集団や地域の身体活動を促進しようという場合に，このモデルは非常に役立つ。なぜならそれは，行動変容の方法を選択するにあたって，行動変容への動機付けの準備性の程度の違う人々に最も効果的なプログラムや支援方法を作成するには，身体的，心理的な問題を考える必要があることを強調しているからである。この理論的枠組みを用いると，どうすれば成人の身体活動への意欲を増すことができるか理解しやすくなるため，本書のほとんどの部分ではこの理論的枠組みを中心的に用いている。

文献

◎American College of Sports Medicine.(1990). American College of Sports Medicine position stand: The recommended quantity and quality of exercise for developing and maintaining cardiorespiratory and muscular fitness in healthy adults. Medicine and Science in Sports and Exercise, 22(2), 265-274.
◎American College of Sports Medicine.(1995). Guidelines for exercise testing and prescription (5th ed.). Baltimore: Williams & Wilkins.
◎Caspersen, C. J. (1989). Physical activity epidemiology: Concepts, methods, and applications to exercise science. Exercise and Sport Sciences Reviews, 17, 423-473.
◎DeBusk, R.F., Stenestrand, U., Sheehan, M., & Haskell, W.L.(1990). Training effects of long versus short bouts of exercise in healthy subjects. American Journal of Cardiology, 65, 1010-1013.
◎Ebisu, T.(1985). Splitting the distance of endurance running on cardiovascular endurance and blood lipids. Japanese Journal of Physical Education, 30, 37-43.
◎Fletcher, G.F., Blair, S. N., Blumenthal, J., Caspersen, C., Chaitman, B., Epstein, S., et al.(1992). American Heart Association position statement on exercise. Dallas: American Heart Association.
◎Marcus, B.H., Nigg, C.R., Riebe, D., & Forsyth, L.H.(2000). Interactive communication strategies: Implications for population-based physical activity promotion. American Journal of Preventive Medicine, 19(2), 121-126.
◎NIH Consensus Development Panel on Physical Activity and Cardiovascular Health: NIH Consensus Conference.(1996). Physical activity and cardiovascular health. Journal of the American Medical Association, 276, 241-246.
◎Pate, R.R., Pratt, M., Blair, S. N., Haskell, W.L., Macera, C.A., Bouchard, C., et al.(1995). Physical activity and public health: A recommendation from the Centers for Disease Control and Prevention and the American College of Sports Medicine. Journal of the American Medical Association, 273, 402-407.
◎Prochaska, J.O., & DiClemente, C.C.(1983). The stages and processes of self-change in smoking: Towards an integrative model of change. Journal of Consulting and Clinical Psychology, 51, 390-395.
◎U.S. Department of Health and Human Services.(1996). Physical activity and health: A report of the Surgeon General. Atlanta, GA: Centers for Disease Control and Prevention, National Center for Chronic Disease Prevention and Health Promotion.

◎行動変容ステージモデルの理論的背景

第2章 行動変容ステージモデル

　すでによく知られていることだが，米国民の約25%は，座りがちで体を動かすことの少ない生活を送っている。また，推奨されている身体活動量を満たしていない，とする国民は60%にのぼる（USDHHS, 1996）。プログラムに参加する人の中には，木曜日の夜にボウリングに行ったり，土曜日にはソフトボールの試合をしたり，友達とテニスをするなど，何らかの身体活動を行ってはいるものの，健康上の恩恵を得るほど頻繁には身体活動に参加していないという人もいるだろう。不活動であったり，たまにしか活動しない人が非常に多いため，このような人たちのライフスタイルが活動的になり，それを維持できるような効果的なプログラムを見つけることが何よりも重要となる。

　身体活動の促進に用いられるテクニックの多くは，動機付けと行動変容の心理学理論に基づいたものである。行動変容ステージモデル（汎理論的モデルともいう）は，ジェイムズ・プロチャスカ，カルロ・ディクレメンテ両博士の研究を発展させたものである。2人は最初，人が専門家の助けを借りずに独力で禁煙する方法を研究した（Prochaska & DiClemente, 1983）。そして，これは人の健康習慣を変える手助けをする専門家に貴重な情報を与えることができると考え，人が他からの助けを借りずにどのように行動を変えるのか，その方法について興味を持ち，検討した。そして，独力で喫煙習慣を変えることに成功した人々を対象に詳しい検討を行った結果，喫煙者は，タバコの本数を減らしたり完全に禁煙しようと努力する過程で，いくつか特定のステージを経て変化していくことが分かった。このモデルは最初，汎理論的モデル（Prochaska, 1979）と名付けられた。というのは，それは社会的認知理論（Bandura, 1977）や学習理論（Skinner, 1953）など，数多くの異なる心理学理論をもとに作られ

たモデルだったからである。

動機付けの準備性と変容ステージ

　プロチャスカとディクレメンテが作成したモデルの最も重要な概念は「変容ステージ」であり，そのためこのモデルを「行動変容ステージモデル」と呼ぶ人が多い。本書では，このモデルが行動変容への動機付けと実際の行動変容の両者に焦点をあてたものであることを強調するため，「行動変容への動機付けの準備性ステージモデル」と呼ぶことにする。これは，人が長期間持続する行動変容を起こそうとするとき，まったく行動を変えるつもりがないレベルから実際に行動を変えているレベルまで，行動変容に対する動機付けのレベルが人によって異なることを示すものである。

　このモデルでは，変容の準備性に5つのステージがあると仮定している。身体活動についていうと，これらのステージは以下のように定義される。

◎**第1ステージ**：不活動であり，もっと活動的なステージになろうと考えていない。現在，身体活動を行っておらず，今後6ヵ月間に始めるつもりもない人が含まれる。このステージを，行動を変えようと考えていない「前熟考期」と呼ぶ。

◎**第2ステージ**：不活動であるが，もっと活動的なステージになろうと思っている。現在，身体活動に参加していないが，今後6ヵ月間に始めるつもりでいる。このステージを，行動を変えようと思っている「熟考期」と呼ぶ。

◎**第3ステージ**：このステージは，何らかの身体活動を行っている「準備期」と呼ばれ，何らかの身体活動に参加してはいるが，1週間のうちほぼ毎日（5日以上，できれば毎日），合計30分以上の中等度の強度の身体活動を行うべきであるというCDC/ACSMのガイドライン（Pate et al., 1995）のレベル，または1週間に3日以上，1回につき20分以上の激しい運動をするべきだという米国スポーツ医学会（ACSM）のガイドライン（1990）のレベルには達していない。もっと活動的になるつもりがあるかもしれないし，ないかもしれない。

◎**第4ステージ**：このステージは，十分な身体活動を行っている「実行期」で，勧告で示されただけの身体活動には参加しているが，まだ始めてから6ヵ月経

過しておらず，このレベルの身体活動をこれからも続けていくかもしれないしそうでないかもしれない。

◎**第5ステージ**：このステージは，身体活動を習慣化している「維持期」で，勧告に示されたレベルの身体活動に6ヵ月以上参加している（Marcus & Simkin, 1993）。

1つのステージから別のステージへの移行は順序どおりではなく，周期的なものと考えられている。これは，ライフスタイルを変え，それを続ける取り組みに成功する人が少ないためである（▶図2.1）。つまり人は，これらの異なるステージ間を行ったり来たりするのである(Prochaska, DiClemente & Norcross, 1992)。例えば，行動を変えようと思っている人（熟考期）が十分な身体活動を行うステージ（実行期），つまり1週間に5日以上，中等度の強度以上の身体活動を合計30分以上行うというステージに直接移行しても，長続きしないかもしれない。つまり，何らかの身体活動を行うステージ（準備期）を経ていないと，身体活動の量という身体的な面でも，スケジュールという時間的な面でも要求されることが大きく，毎日身体活動を行うという厳しさに十分な備えができていないことがある。足やひざが痛くなったり，1週間に2時間半のウォーキングを行うことが仕事に差し障ると判断したりして，「こんな身体活動はもうごめんだ。自分の生活には合わないから，もうやらないぞ」と考えることもありうる。こういう人は以前のステージへ後退するわけだが，その際に，行動を変えようと思っているステージではなく，行動を変えようと思わないステージへと直ちに後退してしまう危険性さえあるのだ。

このモデルは，習慣を変えることに成功するまでには，いくつも周期を経ることが多いという点でも周期的といえる。つまり，身体活動を習慣化するステージ（維持期）に達するまでには，行動変容を何度も試みる必要があるということである。「1歩前進，2歩後退」がどんなことかをよくご存知の読者も多いであろう。これは多くの場合，行動変容についても当てはまることで，クライアントにとっては非常にもどかしい経験である。

「身体活動が習慣化している」という維持期のタイトルは，いったんこのレベルに達した人はその身体活動を長期間維持できることを示しているが，それ

```
┌─────────────────────────────────────────┐
│          Stage 5 維持期                  │
│       身体活動が習慣化している            │
├─────────────────────────────────────────┤
│          Stage 4 実行期                  │
│       十分な身体活動を行っている          │
├─────────────────────────────────────────┤
│          Stage 3 準備期                  │
│       何らかの身体活動を行っている        │
├─────────────────────────────────────────┤
│          Stage 2 熟考期                  │
│   不活動だが,もっと活動的になろうと考えている │
├─────────────────────────────────────────┤
│          Stage 1 前熟考期                │
│   不活動で,もっと活動的になろうと考えていない │
└─────────────────────────────────────────┘
```

▶図2.1 変容ステージ

でも以前のステージへ後退する期間があろうことは大いに考えられる。これは,時間や健康やその他数多くの競合する理由によるものである。しかし幸い,いったんこのステージに到達すると,後退するとしても何らかの身体活動を行うステージ(準備期)か,最悪でも行動を変えようと思っているステージ(熟考期)にとどまり,行動を変えようと思わないステージ(前熟考期)に戻ってしまうことはないことが明らかになっている(Marcus, Selby, Niaura, &Rossi, 1992)。

ある一定の期間,身体活動を習慣化するステージ(維持期)にとどまっていれば,ステージが後退するリスクを減らすことができるかどうかは分かっていない。つまり,一生ずっと定期的に身体活動を行うという「上がり」のステージがあるかどうかは分からないのだが,どうもそれはなさそうである。参加し

◎行動変容ステージモデルの理論的背景

▶ 表2.1 変容ステージ

ステージ	説明
Stage 1 前熟考期	不活動で,もっと活動的になろうと考えていない
Stage 2 熟考期	不活動だが,もっと活動的になろうと考えている
Stage 3 準備期	何らかの身体活動を行っている
Stage 4 実行期	十分な身体活動を行っている※
Stage 5 維持期	身体活動が習慣化している

※1週間のうち5日以上,合計30分以上の中等度の強度の身体活動をしている

ている身体活動を心から楽しいと思い,長年にわたり定期的に参加してきた人でも,必ず定期的に参加するよう気をつけていなければならない。これは一生ついてまわる課題である。この点は,「プログラムを考える人や生活習慣を変える必要のあるクライアントの行動変容を支援する人が,クライアントが身体活動の長期・短期目標を作るのをサポートするにあたり」留意しなければならないことである。**表2.1**は,変容ステージについてまとめたものである。

変容ステージに合ったカウンセリング方法

　介入プログラムは,何らかの身体活動をしているステージ（準備期），または十分な身体活動をしているステージ（実行期）にある人,つまりすでに身体活動をしている人のために作られたものがほとんどである。だが,これらのステージのいずれにも属していない人が国民の半数以上を占めている。したがって,もっと人々に活動的な生活を送ってもらうようにするには,前熟考期や熟考期の人に,これまでとは違ったタイプのプログラムを提供することを考える必要がある。この人たちこそ行動変容を最も必要としているのだが,そういう機会はほとんどなく,自分でそのような機会を探そうという気もあまりない。

　職域の健康増進プロジェクトへの参加者について調べてみると（Marcus, Rossi, Selby, Niaura, & Abrams, 1992），参加者のうち24%が前熟考期，33%が

熟考期，10%が準備期，11%が実行期，22%が維持期に分類された。その他，米国とオーストラリアの研究でも同様の割合を示した。米国やオーストラリア，およびヨーロッパの研究では，参加者の行動変容に対する動機付けの準備性とその人への介入方法が合っていないと，プログラムをやめてしまう傾向が高い。たとえやめなくても，目標に到達する見込みは低くなる。例えば，まだ熟考期にいる人に，運動プログラムについての具体的な助言など実行期の人向けの情報を与えても，その人はそんな情報は無視し，もっと後で運動プログラムを始める準備ができたら参考にしようと考えるだけだろう。こうして，その人は受け取った情報について忘れてしまうか，あるいは現在の動機付けのレベルに適切な情報ではないため，このプログラムは自分向きでないと判断するかのどちらかに終わる可能性が高くなる。その人の変容ステージに合ったカウンセリング方法を用いることができれば，定期的にプログラムに出席して短期・長期目標を達成する見込みも高くなり，プログラムへの参加をやめるとか，与えられた情報を読まなくなるといったことは少なくなる。

変容プロセス

行動変容ステージモデルでは，変容プロセスについても触れられている (Prochaska, Velicer, DiClemente & Fava, 1988)。変容プロセスとは，人がその行動を修正するのに用いる方策やテクニックのことである。変容ステージについての研究と同じく，この変容プロセスについて調べた最初の研究も喫煙者を対象としたもので，それが身体活動にも広げられたのである。

変容ステージは人が「いつ」変わるのかを説明するものだが，変容プロセスは人が「どう」変わるのかを説明するものである。クライアントにとってどの変容プロセスを重視すればよいかは，そのクライアントの変容ステージによって異なる。身体活動の変容プロセスについての質問票を開発し（Marcus, Ross, et al, 1992），研究を行ったところ，身体活動については，すべての変容ステージにおいてすべてのプロセスが重要であることが分かった。しかしながら，個人に接するごとにすべてのプロセスを強調するのは効果的ではないので，その人のステージに基づいて行動変容のために重要な鍵となるプロセスを選ぶことが多い（Marcus, Bock, Pinto, Forsyth, Roberts & Traficante, 1998）。

◎行動変容ステージモデルの理論的背景

　プロセスは認知的プロセス(思考,態度,意識など)と行動的プロセス(行動など)の２つに分けられる。

身体活動についての認知的プロセスとは以下のようなものである
◎意識の高揚（身体活動に関する知識を増やす）
◎情動的喚起（身体活動量の不足が及ぼすリスクに気づく）
◎環境の再評価（自分が他人に及ぼす影響について気遣う）
◎自己の再評価（身体活動の恩恵について理解する）
◎社会的解放（健康的な機会を増やす）

身体活動についての行動的プロセスとは以下のようなものである
◎逆条件づけ（代わりの活動を行う）
◎援助関係の利用（周囲からの支援を取りつける）
◎褒美（自分に報酬を与える）
◎コミットメント（決意し,表明する）
◎環境統制（身体活動について自分に思い出させる）

　これらの10の変容プロセスを評価する（クライアントがこのプロセスや方策をどれほど用いているかを調べる）ための実際の質問は，5章に示した。熟考期の人は概して，たいてい認知的プロセスを用い，いくつかは行動的プロセスも用いる。実行期の人は，たいてい行動的プロセスを用い，かついくつかの認知的プロセスを用いる。このように，個人の行動変容を手助けするための方略やテクニックは，心理学の様々な理論やモデルから導き出されたもので，カウンセリングでよく用いられている（Prochaska, 1979）。**表2.2**は，クライアントに変容プロセスを採用させるにはどうすればよいかを示したものである。

　行動変容ステージモデルに基づいたプログラムでは，個人の変容ステージに合わせた対応をする。例えば初期段階（前熟考期や熟考期）にある人たちを対象としたステージに合った身体活動促進のための介入では，主に認知的プロセスに焦点をあてる。したがって，このプログラムでは，身体活動による恩恵についてもっと知らせるとか，活動的になることを考えるよう促すといったテー

▶表2.2 変容プロセス

認知的プロセス	行動的プロセス
◎意識の高揚（身体活動に関する知識を増やす） クライアントに身体活動についての記事等を読んだり，考えたりするよう勧める。	◎逆条件づけ（代わりの活動を行う） クライアントが疲れていたり，ストレスを感じていたり，活動的でありたいと思わないようなとき，身体活動に参加するよう勇気づける。
◎情動的喚起（身体活動量の不足が及ぼすリスクに気づく） クライアントに，不動であることは非常に不健康であるというメッセージを与える。	◎援助関係の利用（周囲からの支援をとりつける） クライアントが活動的になれるよう喜んでサポートしてくれる，またはそうすることのできる家族や友人，職場の仲間を見つけるよう勧める。
◎環境の再評価（自分が他人へ及ぼす影響について気遣う） クライアントに，自分が不活動であることが，家族や友人，職場の仲間にどんな影響を与えているかを認識してもらう。	◎褒美（自分に報酬を与える） クライアントが活動的であることに対して自分自身を賞賛し，自分に報酬を与えるよう勧める。
◎自己の再評価（身体活動の恩恵について理解する） 身体活動のクライアント自身への恩恵を理解するよう手助けする。	◎コミットメント（決意し，表明する） クライアントが活動的であることを約束し，計画を立て，決意表明するよう励ます。
◎社会的解放（健康的な機会を増やす） クライアントが身体活動度を高めることができる機会について，もっと気がつくよう手助けする。	◎環境統制（身体活動について自分に思い出させる） クライアントに，どうすれば身体活動を思い出せるかを教える。例えば，いつでも使えるように車やオフィスに履きやすい靴を置いておくなど。

マを扱う。後期段階（準備期，実行期，維持期）にある人たち向けの介入教材としては，もっと行動的プロセスを重視する。そのような介入教材は，人に運動を始めるよう奨励したり，例えば目標を達成したら自分自身に報酬を与えるとか，家庭や職場の身の回りに身体活動を思い出させるようなものを置いておくというように，活動的なライフスタイルを維持するための方略を示唆するものとなる。

　自分はもっと活動的になれるし，活動的な状態を維持できるというクライアントの自信を高めることが，効果的である（Bandura, 1977）。クライアントが活動的な生活の恩恵をもっと理解できるよう，こちらから常に働きかけること

が大切なのである。最後に，行動変容は簡単なプロセスではないため，クライアントの行動変容を妨げる個人的な障害は何かを理解し，それに打ち勝つにはどうすればよいかについてクライアントと話し合うことも大切である（Janis & Mann, 1977）。個人，集団，職域，地域などで実行されるプログラムでは，自信（セルフ・エフィカシー）や恩恵（メリット）や障害（デメリット）に関する要素が，変容ステージや変容プロセスと組み合わせて用いられることが多い。自信，恩恵，障害については3章と4章で詳述する。クライアントの変容ステージをどう測定するかについては5章で述べている。変容プロセス，自信，恩恵，障害の測定方法についても5章で説明する。

質問票

　ここで，質問票を使って変容ステージを測定する方法を説明しよう。最初にこの質問票がどのようなものかを説明し，それから質問票の得点計算方法について述べることにする。**図2.2**のフローチャートは，クライアントにステージの概念を説明する視覚的資料として用いるとよい。また，この章の質問票をクライアントに用いてもよい。

　変容ステージの質問票を調べてみると，人は2週間，大体同じ得点範囲にとどまる傾向があることが分かった（Marcus, Selby, et al., 1992）。そのことから，この質問票は，質問票に答えた時点だけでなく，平常時の個人の意図や実際の行動まで測定できるものだと考えられる。またこの質問票は，実際の身体活動量とも関係があることが分かった（Marcus & Simkin, 1993）。これは重要な点である。なぜなら，その人の変容ステージと1週間当たりの身体活動の時間（分）には直接的な関係があることを意味するからである。また，1つ以上の変容ステージへ移行することと体力向上との間にも関係がある（Dunn, Marcus, Garcial, Kohl, & Blair, 1997）。

［変容ステージについての質問票の得点計算方法（質問票2.1）］

　質問票2.1において回答の一貫性を確認するためには，前熟考期と熟考期のクライアントの問3と問4の回答は0点でなければならない。つまり，現在何の活動もしていないが活動的になろうと思っているクライアントも，現在何の活動もしておらず活動的になろうと考えてもいないクライアントも，どちらも問

行動変容への準備性

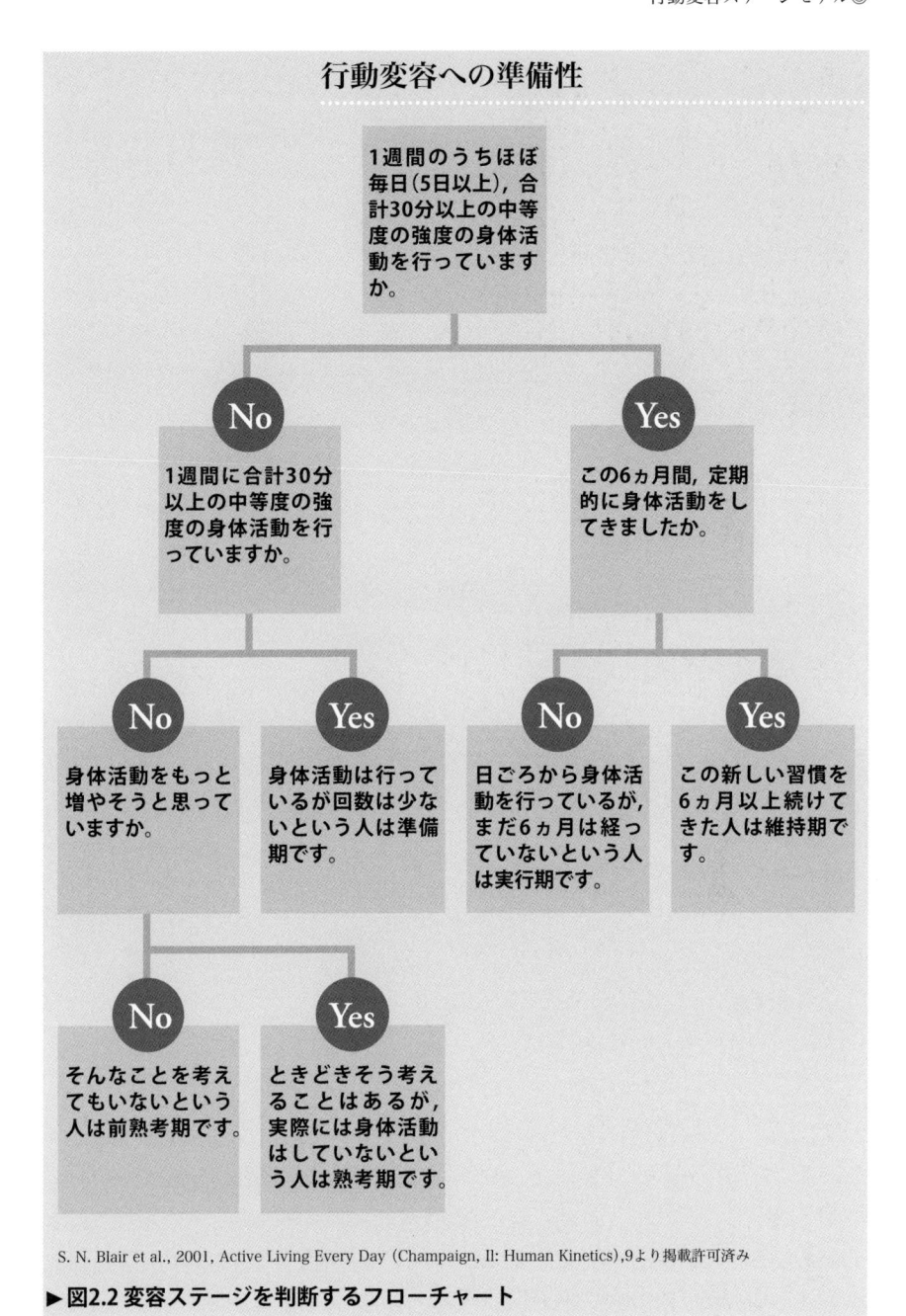

1週間のうちほぼ毎日（5日以上），合計30分以上の中等度の強度の身体活動を行っていますか。

- **No** → 1週間に合計30分以上の中等度の強度の身体活動を行っていますか。
  - **No** → 身体活動をもっと増やそうと思っていますか。
    - **No** → そんなことを考えてもいないという人は前熟考期です。
    - **Yes** → ときどきそう考えることはあるが，実際には身体活動はしていないという人は熟考期です。
  - **Yes** → 身体活動は行っているが回数は少ないという人は準備期です。
- **Yes** → この6ヵ月間，定期的に身体活動をしてきましたか。
  - **No** → 日ごろから身体活動を行っているが，まだ6ヵ月は経っていないという人は実行期です。
  - **Yes** → この新しい習慣を6ヵ月以上続けてきた人は維持期です。

S. N. Blair et al., 2001, Active Living Every Day (Champaign, Il: Human Kinetics),9より掲載許可済み

▶図2.2 変容ステージを判断するフローチャート

◎行動変容ステージモデルの理論的背景

Questionnaire 質問票 ? 2.1

身体活動の変容ステージ

◎以下のそれぞれの質問について,「はい」または「いいえ」に丸をつけてください。質問は必ずよく読んでください。

◎身体活動や運動には, 速歩でのウォーキング, ジョギング, サイクリング, 水泳, その他これらの活動と同じ程度かそれ以上の強度の激しい活動が含まれます。

　　　　　　　　　　　　　　　　　　　　　　　　　　　いいえ　はい
［1］現在, 身体活動を行っている。　　　　　　　　　　　　 0 　　 1
［2］今後6ヵ月間にもっと身体活動度を高めるつもりである。 0 　　 1

◎活動が「定期的」だといえるためには, その活動の時間をすべて足して, 1週間に5日以上, 1日当たり合計30分以上活動していなければなりません。合計30分というのには, 例えば毎日1回30分以上歩いてもよいし, 10分ずつ3回歩くのでもかまいません。

　　　　　　　　　　　　　　　　　　　　　　　　　　　いいえ　はい
［3］現在, 定期的に身体活動を行っている。　　　　　　　　　0 　　 1
［4］この6ヵ月間, 定期的に身体活動を行っている。　　　　　 0 　　 1

◎**計算方法**

［問1＝0, 問2＝0］なら, 前熟考期
［問1＝0, 問2＝1］なら, 熟考期
［問1＝1, 問3＝0］なら, 準備期
［問1＝1, 問3＝1, 問4＝0］なら, 実行期
［問1＝1, 問3＝1, 問4＝1］なら, 維持期

Marcus, Rossi, et al., 1992.
出典：「Motivating People to Be Physically Active」Bess H Murcus and LeighAnn H. Forsyth共著, 2003年, Human Kinetics社(イリノイ州シャンペーン)

Questionnaire 質問票 2.2
身体活動歴

◎あなたが現在, 身体活動を行っていない場合, 次の質問に答えてください。
[1] あなたが定期的に身体活動や運動を行っていたときからどれくらい経過していますか。

　a. 6ヵ月未満　　　　　b. 6ヵ月以上1年未満
　c. 1年以上2年未満　　 d. 2年以上5年未満
　e. 5年以上10年未満　　f. 10年以上
　g. 定期的に身体活動を行っていたことは一度もない

◎現在, 身体活動を行っている人は, 次の質問に答えてください。
[1] 1週間に何日くらい身体活動を行っていますか。
[2] 各回, 約何分くらい身体活動を行っていますか。
[3] その程度の身体活動は, どれくらいの期間続けていますか。
[4] 身体活動としてどんなことをしていますか。

◎現在, 身体活動を行っている人もいない人も, 次の質問に答えてください。
[1] 成人して以降, 3ヵ月以上定期的に身体活動を行い, その後3ヵ月以上, 身体活動を中止したことがありますか。

　a. はい　　b. いいえ

[2] 「はい」と答えた人は, 何度くらいそういうことがありましたか。
[3] 一番最近の例でいうと, なぜその活動をやめてしまったのですか。次のような理由で時間がなかったから (当てはまるものにすべて印をつけてください)

□ 仕事または学校のため　　　□ 家事のため
□ 育児のため　　　　　　　　□ 社会活動のため
□ 配偶者のため　　　　　　　□ お金がないから
□ 施設がないから　　　　　　□ 身体活動をするパートナーがいないから
□ 身体活動に興味がないから　□ 健康上の問題のため
□ 怪我のため　　　　　　　　□ 季節や気候が変わったから
□ 個人的なストレスから　　　□ その他の理由

出典:「Motivating People to Be Physically Active」Bess H Murcus and LeighAnn H. Forsyth共著, 2003年, Human Kinetics社　イリノイ州シャンペーン

3と問4に対する回答は「いいえ」でなければならない。なぜなら，身体活動を行っていないのにしているというのはありえないからである。ときどき両方に「はい」と回答するクライアントがいるが，これは質問をよく読んでいないか，質問を理解していないせいである。この場合は，クライアントに質問の意味をはっきり説明しなければならない。

　得点の計算式は，そのクライアントが質問票に答えた時点のステージがどれかを判断するものである。しかしこの質問票の結果は，2週間はそのまま変わらないことが分かっている。準備期（何らかの活動を行っている），実行期（十分な活動を行っている），維持期（活動が習慣化している）のクライアントに対する第2の質問（今後6ヵ月間に活動を増やすつもりがあるかどうか）は，この質問票に答えた時点のステージがどれかを判断するのには何の役割も果たさない。この質問は前熟考期のクライアント（活動的になろうと思っていない）と熟考期のクライアント（活動的になろうと思っている）との区別に用いられる。しかし，今後6ヵ月間に身体活動を増やすつもりがあるかどうかは，介入プランの作成に大いに関係するため，クライアントの意向について覚えておくとよい。例えば，現在準備期（何らかの活動を行っている）にいるクライアントが今後6ヵ月間に活動を増やすつもりがないと答えた場合，ではなぜ手助けが必要なのかとクライアントに尋ねてもよいだろう。質問を誤解しているかもしれないからだ。また，妻や上司に強く促されたのであなたのもとへは来たものの，本当は行動を変えるつもりなどまったくないのかもしれない。

［その他の変数］

　質問票2.2は，クライアントが現在および過去に体験した身体活動や，過去に身体活動を続けるうえでどんなことが妨げになったかを尋ねるものである。この質問票から得られる情報は，クライアントのために，個人向けあるいは集団向けプログラムを作成する際に役立つ。

文献

◎American College of Sports Medicine.(1990). American College of Sports Medicine position stand: The recommended quantity and quality of exercise for developing and maintaining cardiorespiratory and muscular fitness in healthy adults. Medicine and Science in Sports and Exercise, 22(2), 265-274.
◎Bandura, A. (1977). Self-efficacy: Toward a unifying theory of behavior chage. Psychological Reviews, 84, 192-215.
◎Dunn, A.L., Marcus, B.H., Kampert, J.B., Garcia, M.E., Kohl, H.W.,Ⅲ,& Blair, S. N.(1997). Reduction in cardiovascular disease risk factors: 6-month results from Project Active. Preventive Medicine, 26, 883-892.
◎Janis, I.L., & Mann, L.(1977). Decision making: A psychological analysis of conflict, choice and commitment. New York: Free Press.
◎Marcus, B.H., Bock, B.C., Pinto, B.M., Forsyth, L.H., Roberts, M.B., & Traficante, R.M.(1998). Efficacy of an individualized, motivationally-tailored physical activity intervention. Annals of Behavioral Medicine, 20, 174-180.
◎Marcus, B.H., Rossi, J.S., Selby, V.C., Niaura, R.S., & Abrams, D.B.(1992). The stages and processes of exercise adoption and maintenance in a worksite sample. Health Psychology, 11, 386-395.
◎Marcus, B.H., Selby, V.C., Niaura, R.S., & Rossi, J.S.(1992). Self-efficay and the stages of exercise behavior change. Research Quarterly for Exercise and Sport, 63, 60-66.
◎Marcus, B.H., & Simkin, L.R.(1993). The stages of exercise behavior. Journal of Sports Medicine and Physical Fitness, 33, 83-88.
◎Pate, R.R., Pratt, M., Blair, S. N., Haskell, W.L., Macera, C.A., Bouchard, C., et al.(1995). Physical activity and public health: A recommendation from the Centers for Disease Control and Prevention and the American College of Sports Medicine. Journal of the American Medical Association, 273, 402-407.
◎Prochaska, J.O.(1979). Systems of psychotherapy: A transtheoretical analysis. Homewood, IL: Dorsey Press.
◎Prochaska, J.O., & DiClemente, C.C.(1983). The stage and processes of self-change in smoking: Towards an integrative model of change. Journal of Consulting and Clinical Psychology, 51, 390-395.
◎Prochaska, J.O., DiClemente, C.C., & Norcross, J.C.(1992). In search of how people chage: Applications to addictive behaviors. American Psychologist, 47, 1102-1114.
◎Prochaska, J.O., Velicer, W.F., DiClemente, C.C., & Fava, J.(1988). Measuring processes of change: Applications to the cessation of smoking. Journal of Consulting and Clinical Psychology, 56, 520-528.
◎Skinner, B.F.(1953). Science and human behavior. New York: Free Press.
◎U.S.Department of Health and Human Services.(1996). Physical activity and health: A report of the Surgeon General. Atlanta, GA: Centers for Disease Control and Prevention, National Center for Chronic Disease Prevention and Health Promotion.

◎行動変容ステージモデルの理論的背景

第3章
他の心理学理論やモデルを統合する

　よく考えると，身体活動とは実に複雑なものである。歩くこと，子どもとバレーボールをすること，庭の落ち葉を掃くことなど，何種類もの行動がそれに含まれ，またジョギングやエアロビクスなど，従来のタイプの運動もそれに含まれる。人が身体活動をするかどうかは，自信，その活動から何かを得てみせるという信念，家族や友人のサポート，活動することの楽しみなど，いくつもの要素が影響していると思われる。健康増進の専門家の中には，活動的なライフスタイルの開始と身体活動の維持に関係する数多くの要因について理解を深めるため，心理学理論やモデルを利用する者もいる。行動学理論も，様々な健康増進活動の開発，実施，評価に役立っている。本章では，身体活動に適用したり，クライアントの活動を高めるための支援方略を策定したりするのに役立つ心理学理論やモデルについて説明する。さらに，いくつか役立ちそうな理論についても触れる。というのは，どのモデルもそれだけでは身体活動や人の行動変容の助けになる最も効果的な方法を十分説明しているとは思えないからである。例えば，個人レベルの身体活動を説明するのにはこちらの理論が適しているが，地域レベルの身体活動の説明には他の理論が適している，ということもある。これらの理論やモデルをより包括的に検討したものが，6章の1996年の公衆衛生局長官報告書「身体活動と健康」（USDHHS, 1996）である。

学習理論 (Learning Theory)

　行動修正と学習についての理論（Skinner, 1953）は，身体活動の行動変容に広く適用されている。学習理論によると，環境が整い，身体活動を行った結果嬉しいことが起きると，人は身体活動を継続する可能性が高くなる（▶図

3.1）。例えば，身体を動かせる場所が用意されており，身体を動かすための時間があり，すでに前日に30分間の運動時間をつくり出して達成感を味わっていれば，クライアントが身体活動を行う可能性は一層高くなる。さらに，クライアントが身体活動にやりがいを感じれば，将来，身体活動のできる環境を整えようとする可能性が高くなる。

　学習理論でも，身体活動のような複雑な行動を新しく行おうとするとき，少しずつ始め，徐々に目標に向かって進歩していくことが重要だとしている。これは「シェイピング」と呼ばれるものである。身体活動を始めたばかりの人は，最初の目標を「毎日45分ウォーキングをする」などと高く設定しすぎることが多い。同様にプログラム作成者も，1回60分のキックボクシング教室に週3回参加するよう勧めるなど，身体活動を始めたばかりの人向けのプログラムとしては回数や時間を多くしすぎたり，運動強度を高くしすぎたりすることがよくある。その結果，クライアントは不満を感じたり，怪我をしたりして，身体活動が習慣として確立される前に脱落してしまう。だが，もっと簡単に達成できる目標を設定すれば（例えば週に1回10分間のウォーキングをすることから始

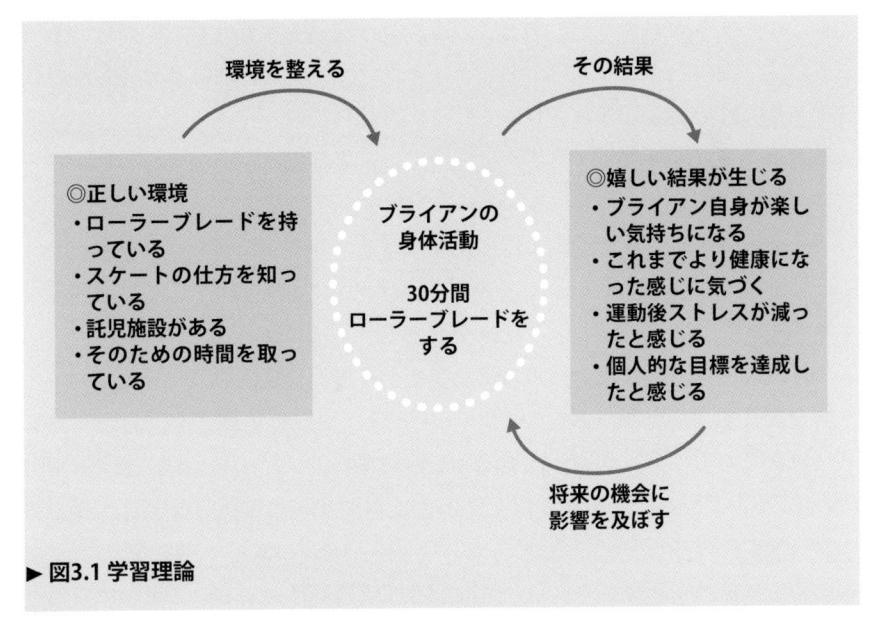

環境を整える　　　　　その結果

◎正しい環境
・ローラーブレードを持っている
・スケートの仕方を知っている
・託児施設がある
・そのための時間を取っている

ブライアンの身体活動
30分間ローラーブレードをする

◎嬉しい結果が生じる
・ブライアン自身が楽しい気持ちになる
・これまでより健康になった感じに気づく
・運動後ストレスが減ったと感じる
・個人的な目標を達成したと感じる

将来の機会に影響を及ぼす

▶図3.1 学習理論

◎行動変容ステージモデルの理論的背景

て徐々に活動量を増やし，週に数回，30分のウォーキングをするところまで持っていくなど)，運動を始めたばかりの人でも達成感を感じることができ，これまで失敗の原因となっていた障害を克服する方法を学ぶことができる。つまり，小さなところから始めれば，クライアントは定期的な身体活動に必要ないくつもの行動（スケジュールを立てる，疲れていても歩く，家族の誰かに30分間子どもをみていてくれるよう頼むなど）をこなす達成感を味わうことができる。クライアントがこれらの小さなことがら1つひとつをうまくこなせるようになってきたら，毎日の活動を5分ずつ増やすなど目標を徐々に引き上げ，達成できたら報酬を与えるようにする。ただしこの場合，クライアントが，最初はゆっくり始めてもよいと思っているか，むしろその方が好ましいと思っていることが何よりも大切になる。クライアントが，自分はもっと活動的で健康になろうとしているのにこんなやり方では物足りないと感じていると，それを無視するようになり，ひいてはあなたとの関係を軽んじ，失敗するように自ら仕向けてしまう可能性がある。これまでは，「痛みなくして得るもの無し」，「燃え尽きるまでやれ」など，恩恵を得るためには妥協を許さない激しい運動が必要だと言われてきたが，最近の研究によって今では健康を維持するためにそんな極端なことをしなくてもよいことが分かっている。あなたのやり方は新しい提言に基づくもので，健康上十分な恩恵があることをクライアントに理解させておかなければ，あなたの提案もなおざりにされるかもしれない。

　また，学習理論は新しい行動を自分のものにするには，少なくとも最初のうちは何度も報酬を与え，何度も楽しい結果を体験する必要があることを示している。これは身体活動について特に言えることである。なぜなら，身体活動はそのときはつらい（時間がかかる，苦しい，疲れるなど）ものだが，その報酬（より健康になる，元気が増すなど）をすぐに感じられるものではないからである。よって，ストレスの軽減や筋肉の張りなど「自然の」強化子ができるまで，社会的な賞賛や物的報酬（参加費用など）を与えて直後の報酬感を高めようとするプログラムもある。事実，出席者くじ，行動契約，有形の報酬（例えば運動着の商品券など）など，報酬手段を使ったプログラムは定期的な運動への参加率を75%も高めることが分かっている（King et al., 1992）。だが，このような外的報酬に基づくプログラムは，長期間身体活動を維持するのには役に立たな

いように思われる (Glanz & Rimer, 1995)。賞品を使って参加や出席を促すプログラムが終わってしまうと，参加者はまたもとのように身体を動かすことの少ないライフスタイルに戻る傾向があるからだ。それより，参加者が30分活動するごとに点数がもらえ，その点数を運動着や商品券に変えることができるというプログラムの方が，メリットが大きいかもしれない。この方法だと，クライアントはすぐ強化を得られる方法として自分ひとりで実行でき，しかも何ヵ月も何年も継続することができる。だがここでも，参加者があなたの手を離れてからも運動し続けられるよう，運動から自然な報酬が得られるような方法を盛り込んでおくことが大切である（例えば参加者に自分自身の支援ネットワークを作るよう促す，参加者が楽しめて自分だけでもしばらく続けられる活動を見つけるよう手助けするなど）。

最終的には内的報酬（達成感，体重の減少に他人が気づく，元気が増すなど）を体験することが重要なのだが，それには長い時間がかかる。特にクライアントが生活の他の面で内的報酬を体験することが少ない場合はそうである。体を動かすことを思い出させてくれるような方法を使うと，もっと身体活動をする可能性が高くなる（▶図3.2）。例えばブラウネル，スタンカード，アルバウム (1980) の研究では，ただ階段やエレベーターの近くに，健康な心臓が階段を上っ

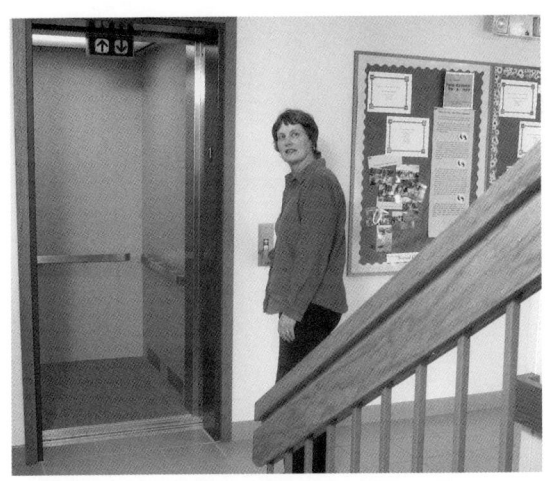

▶ 図3.2 エレベーターを使うのは不健康な習慣，階段を使うのは健康的な習慣

◎行動変容ステージモデルの理論的背景

ているイラストを描いた標識を貼っておくだけでも，人はエレベーターを使わず階段を使う気になることが分かっている。

意思決定理論 (Decision-Making Theory)

　意思決定理論とは，人がある行動を取るかどうかを決める場合，その行動を取ることによるメリットとデメリットを比較して決定している仕組みを説明しようとするものである（Janis & Mann, 1977）。つまり，活動的でいることから得られるメリット（健康改善，ストレス軽減など）がデメリット（他の活動の時間が取られる，暑いし汗をかくなど）を上回ると考えた場合に，活動的になる傾向が強いということになる（▶図3.3）。行動変容の結果として体験できるメリットとデメリットとをはかりにかけて検討することを「意思決定バランス」と呼ぶことが多い。

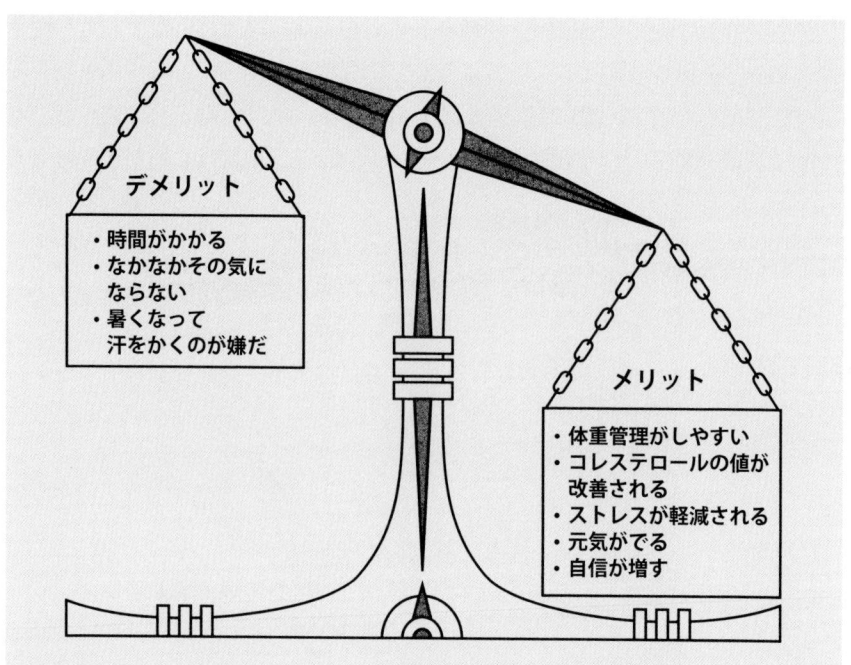

デメリット
・時間がかかる
・なかなかその気にならない
・暑くなって汗をかくのが嫌だ

メリット
・体重管理がしやすい
・コレステロールの値が改善される
・ストレスが軽減される
・元気がでる
・自信が増す

▶ 図3.3 メリットの方がデメリットより大きいと感じられると動機付けが高まる可能性が大きい

変容ステージで後期段階にいる人は，身体活動によるメリットをよく認識している（元気が出る，ストレスが減るなど）が，初期段階にいる人はメリットよりデメリット（居心地が悪い，時間がかかりすぎるなど）の方が多いと考えている（Marcus, Rakowski & Rossi, 1992）。この理論をプログラムに生かす1つの方法としては，クライアントに，短期間および長期間，身体活動に参加することによって得られると思うもの，失うと思うものを書き出してもらうことである。そしてこのリストをもとに，デメリットと感じるものをなくし，メリットと感じるものを増やすにはどうすればよいか話し合うとよい（Marcus, Rakowski, et all., 1992; Wankel, 1984）。8章と9章では，個人および集団のプログラムを計画する場合のこの理論の利用法について，他にも実例を挙げて説明している。

行動選択理論 (Behavioral Choice Theory)

行動選択理論とは，意思決定理論を基本とし，それに学習，計画作成，経済などの分野の研究成果を取り入れたものである（Epstein, 1998）。この理論は，個人が様々な行動の選択肢の中でどう決断を下し，様々な活動(体を動かす行動，動かさない行動の両方）の中でその時間をどう使うかを説明しようとするものである。この理論によると，人は身体活動をするかしないかのどちらかを選択するわけだが，この選択には，身体活動と不活動，メリットとデメリット，強化（すなわち有形，無形の報酬），努力の程度など，様々な要因が影響するということになる（▶図3.4）。

例えば，体を動かさずにすむような行動を可能にする機会（建物の近くの駐車スペースに車を停めるなど）を減らしたり，体を動かさない方が結局高いコストを払う（例えば階段は建物の入り口近くにあるが，エレベーターは廊下の向こう端にあるので，むしろエレベーターを探す方が階段を使うより骨が折れる）ようにしたりするのは，どちらも座位中心の行動を減らすための方法である。

1つの活動を選択し，それを楽しめるかどうかは，そのクライアントにどんな選択肢が与えられているかにもよる。例えば，クライアントはストレスの多い1日の仕事を終えて帰宅したら，ソファに寝そべってテレビを見る，椅子に腰掛けて友達と電話で話す，ウォーキングに出かける，といった選択肢が与

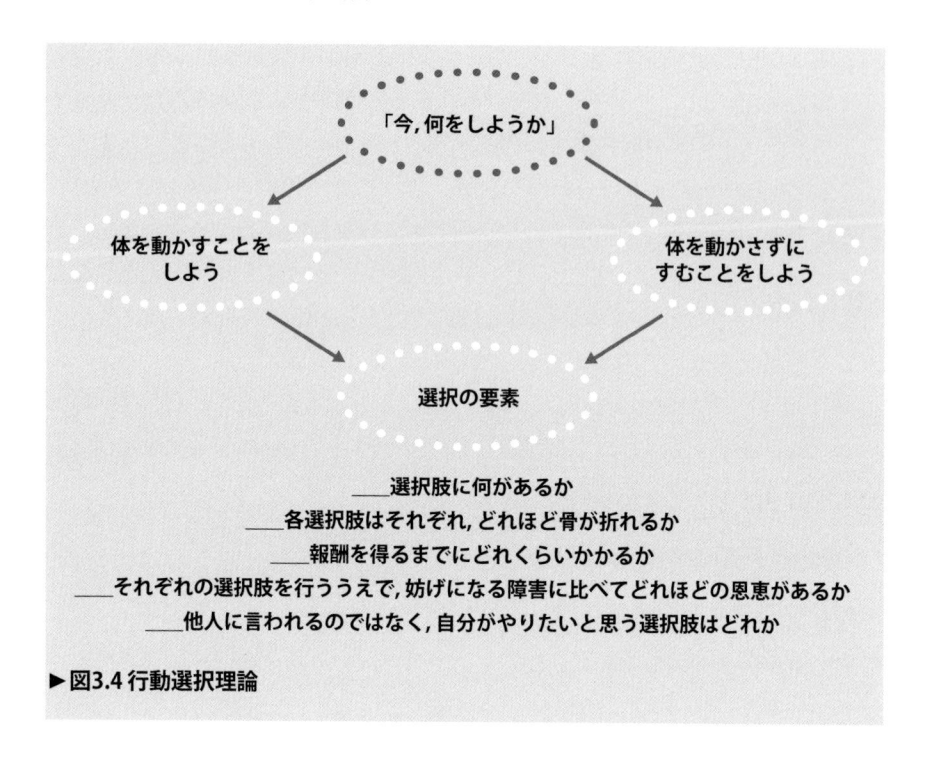

◎行動変容ステージモデルの理論的背景

```
                    ┌─────────────────┐
                    │ 「今, 何をしようか」 │
                    └─────────────────┘
                      ↙             ↘
        ┌─────────────┐         ┌─────────────┐
        │ 体を動かすことを │         │ 体を動かさずに │
        │    しよう     │         │  すむことをしよう │
        └─────────────┘         └─────────────┘
                      ↘             ↙
                    ┌─────────────────┐
                    │    選択の要素    │
                    └─────────────────┘
```

　　　選択肢に何があるか
　　　各選択肢はそれぞれ, どれほど骨が折れるか
　　　報酬を得るまでにどれくらいかかるか
　　　それぞれの選択肢を行ううえで, 妨げになる障害に比べてどれほどの恩恵があるか
　　　他人に言われるのではなく, 自分がやりたいと思う選択肢はどれか

▶図3.4 行動選択理論

えられているわけである。あなたがクライアントと一緒に実行可能で楽しめる選択肢を考える場合，テレビや電話を選んだりせず，しかも不活動ではなく身体活動を選ぶように，クライアントに働きかけるとよいだろう。例えば，ストレスを減らす方法として，帰宅後すぐに友達と散歩に出かけるよう勧めてもよい。また何か身体活動をしたら，クライアントの好きな，体を動かさずにすむ活動をしてもよいというふうに勧めることもできる。クライアントが毎晩読書するのを楽しみにしているのであれば，その日30分間身体活動をしないかぎり，読書をしないように勧める。実験によると，体を動かすことの少ない糖尿病の子どもたちも，サイクリングマシンで運動をすればビデオゲームやビデオ映画など好きな行動をしてよいと言われると，サイクリングマシンで時間をかけて運動することが明らかになっている（Saelens & Epstein, 1998）。だがこの方法を成功させるには，その座位中心の行動が，クライアントにとって毎日の生活で楽しみにしている行動，あるいはよく行う行動でなければならない

(Saelens & Epstein, 1999)。

　またこの理論でもう1つ重要な点は，身体活動の結果，報酬的経験を味わうためには，その人が誰かを喜ばせるためではなく，自分の自由意志で活動することを選択したと思えなければならない。自分自身で活動的になることを選択したのではなく，活動プログラムを始めるよう強制されたというふうに感じていると，自分のライフスタイルを活動的なものに変えようとする意欲が湧かないことがある。クライアントが身体活動をすることで，どんな個人的恩恵があるかを話し合うのもよい。また，あなたがクライアントにとって最善と考える目標を設定するのではなく，クライアント自身に身体活動の目標を設定させ，体を動かすことを選択したのは自分だということをクライアントに気づかせることができる。

　最後に，座位中心の行動より活動的な行動を選択するかどうかは，選択してからその選択の報酬を得るまでに時間的なズレがあるかどうかによっても異なる。身体活動の場合，その恩恵の多くはかなり後にならないと体験できない（心臓病にかかるリスクが低下するなど）が，不活動の恩恵はすぐに体験できる（映画やテレビを見て楽しむなど）。よってクライアントには，見過ごされがちだが身体活動によってすぐ体験できる褒美（元気になる，体にいいことをする喜びを味わえる，友人や家族によいお手本になるなど）を見つけるように，また選択するときには忘れていることが多いが，長期にわたって体を動かさないでいるとどうなるかを常に心に留めておくよう勧めることが大切である。

社会的認知理論 (Social Cognitive Theory)

　社会的認知理論（Bandura, 1986）は，身体活動の行動変容に最もうまく当てはまる理論の1つである。この理論では，行動変容は環境，個人的要因，および行動そのものの特性という3つの相互作用によって影響を受けると考えている（▶図3.5）(Bandura, 1986)。つまり，これらの3要素はそれぞれ他の2つの要素に影響を及ぼし，またそれらからも影響を受けているのである。

　さらに，直接強化することで，身体活動を定期的に行うようにもなる。例えば，クライアントが3ヵ月間休まずプログラムに参加していたら，そのことを褒めてあげるのもよい。また，他人の身体活動がその人にもたらす結果をみて，

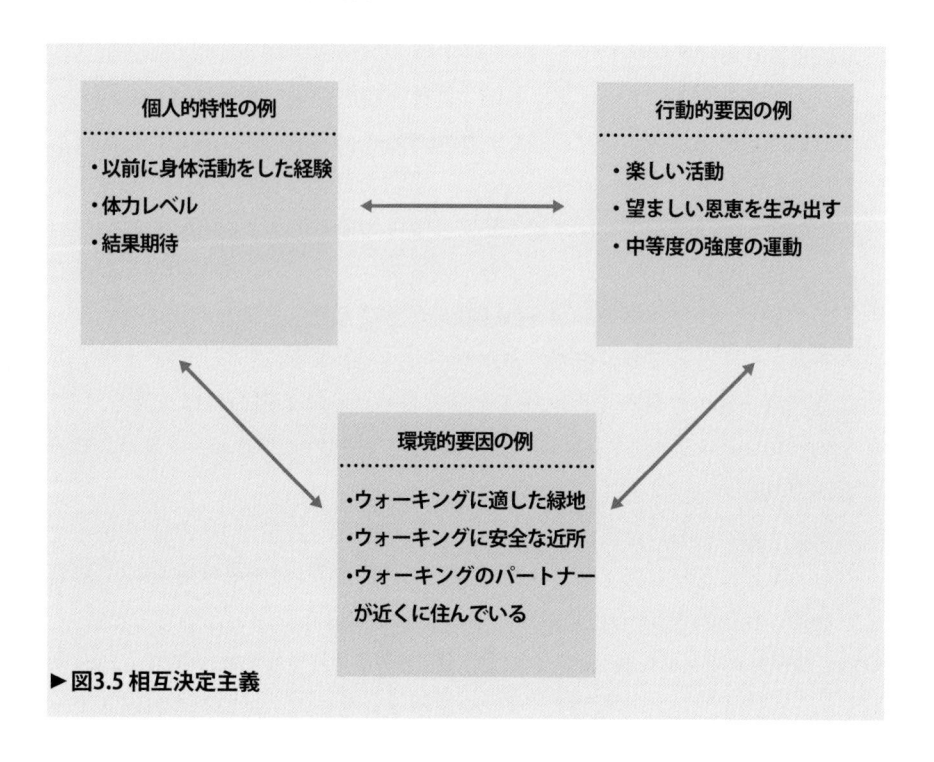

◎行動変容ステージモデルの理論的背景

```
┌─────────────────────┐           ┌─────────────────────┐
│   個人的特性の例    │           │    行動的要因の例   │
│ ・以前に身体活動をした経験 │ ←──→ │ ・楽しい活動        │
│ ・体力レベル        │           │ ・望ましい恩恵を生み出す │
│ ・結果期待          │           │ ・中等度の強度の運動 │
└─────────────────────┘           └─────────────────────┘
           ↖                               ↗
             ↘                           ↙
              ┌─────────────────────┐
              │    環境的要因の例   │
              │ ・ウォーキングに適した緑地 │
              │ ・ウォーキングに安全な近所 │
              │ ・ウォーキングのパートナー │
              │   が近くに住んでいる │
              └─────────────────────┘
```

▶図3.5 相互決定主義

　身体活動を習慣にすることもある。例えば，友達がウォーキングのおかげでストレスが減り，子どもにもやさしくできるようになったという話を聞いて，同じ問題を抱えていたメアリーはサイクリングマシンを再開してみようという気になるかもしれない。

　社会的認知理論の中心概念は「セルフ・エフィカシー」，すなわち自分はこの行動をうまくやれるという自信である。うまくやれるという気持ちがあると，その行動を取るようになるものだ。セルフ・エフィカシーの程度は身体活動によって異なる。例えば，禁煙できるという自信があっても，身体活動を続けられるという自信のない人がいる。より厳密にいうと，ウォーキングプログラムは続けられる自信があるが，フィットネス教室に週4回出席するためにジム通いをする自信がない人もいる。セルフ・エフィカシーは身体活動に関係することが分かっている（Sallis et al., 1989）。よって，目標とする種類の活動についてクライアントのセルフ・エフィカシーを評価し，必要であれば改善すること

が大切である。セルフ・エフィカシーについては5章で詳述するが，セルフ・エフィカシー用の質問票は，特定の種類の身体活動（ウォーキングなど）に用いることができる。セルフ・エフィカシーを高める方法は第2部で詳しく述べることにする。

社会的認知理論ではまた，身体活動によって必ずメリットがもたらされると信じ（「結果期待」），そのメリット（体重維持，コレステロールの低下など）は予想されるデメリット（身体活動中の身体的な不快感など）より大きいと信じていなければならない。これらのメリットを，それが短期的なもの（身体活動の後は元気が出る）であろうと，長期的なもの（心臓病や糖尿病にかかりにくくなる）であろうと関係なく，高く評価しなければならない。

生態学モデル (Ecological Model)

生態学モデルは，行動および行動変容を，社会文化変数と環境変数との関係から説明しようとするものである。生態学的アプローチは，環境によっては座位中心の行動を促し（場合によってはそれを要求し），身体活動の機会を制限するものがあるという考え方に基づいている（Sallis, Bauman & Pratt, 1998）。例えば，職場は身体活動の機会を減少させるように設計されているものが多い。エレベーターが中央に陣取り，階段は建物の隅っこに追いやられている。また，職場内に運動施設がなく，近くにウォーキングの場所もないところが多い。もっと緑地を増やし，サイクリングコースを設け，安全で魅力的で使いやすい階段を作れば，活動を促進するように環境を整えることができる。このモデルは，人が個人的なスキルを高めるよう支援するだけでなく，活動を支える物理的な環境や政策を整備することが重要だとしている。なぜなら，身体活動には様々なレベルが影響するからである（McLeroy, Bibeau, Steckler & Glanz, 1988）。**表3.1**ではその様々なレベルの影響を示している。

身体活動の行動変容を成功させるためには，様々なレベルでのプログラムを実施しなければならない。様々なレベルの様々な状況に影響力のあるプログラムであれば，それだけ身体活動の変容度も大きく，しかも長期間にわたってそれを維持できる可能性が高い（Sallis, et al., 1998）。また，プログラムを現状に合うよう作り直すことも大切である。例えば，安全な地域や歩道がほとんど

◎行動変容ステージモデルの理論的背景

▶表3.1 生態学モデルの要素

個人的要因	社会的要因	組織的要因	地域社会的要因	公共政策
心理的	友人	企業	身体活動資源組織	健康行動への減税
生物学的	家族	学校	身体活動関連イベントの開催	緑地保護法
発達的	同僚	健康増進施設 医療関連施設	安全なウォーキング,サイクリングコース	健康人に対する保険料率の優遇

ない場所で屋外ウォーキングプログラムを実施しようとしてもできる人は少ないだろう。

逆戻り予防モデル (Relapse Prevention Model)

　逆戻り予防モデル（▶図3.6）は，もともとは禁煙や禁酒といった嗜癖行動の問題についてわかりやすく説明するために作成されたものだが（Marlatt & Gordon, 1985），身体活動の理解とその促進介入にも非常に有益である。逆戻り予防モデルがなぜ有益かというと，特に，長期間にわたる変化の維持を目的としているからである。これは身体活動などの行動にとってとりわけ重要である。なぜなら，身体活動の恩恵を保つには，長期間活動的でいる必要があるからである。実のところ，これは身体活動を促進するうえで最大の課題といえよう。身体活動はずっと続けていないと恩恵が少ない。大学時代にスポーツをしていても，卒業後にやめてしまうと，まったくスポーツをしたことがない人と同じ程度の健康状態になることが研究で明らかになっている（Paffenbarger, Hyde, Wing & Hsieh, 1986）。逆戻り予防モデルをもとにしたプログラムは，身体活動を始めたばかりの人が身体活動計画を継続するうえでどのような問題が生じるかを予測し，その対策を立てるのに役立つ。このような問題としては，例えば，抑うつ，不安，怪我，社会的圧力，家族や友達との問題，十分なソーシャルサポートが受けられない，やる気が出ない，時間的な制約，悪天候などが挙げられる（USDHHS, 1995）。この理論では，第一にその人が身体活動を続けられなくなりそうな状況を想定し（何時間も仕事ばかりするなど），その後

それを避けるための「ゲームプラン」，または必要に応じてこれらの状況にうまく対処するための方法を考え出す（仕事の休憩として10分間ずつ3回ウォーキングするなど）よう示唆している。身体活動をするのが困難な状況にいる場合にも，自らのスキルを使って，身体活動をせずにすませようという誘惑を克服することができれば，その人のセルフ・エフィカシーは高まることになる。逆に，身体活動をさぼってしまうと，将来も同じような状況になったとき，それをうまく切り抜けられるという自信が弱まることになる。

　もう1つ，逆戻り予防モデルが有益な理由は，それが「一時的な中断」（数日間身体活動をしない）と「逆戻り」（長期間身体活動をしない）を区別し，「抑制妨害効果」に負けないようにしてくれることである。「抑制妨害効果」とは，

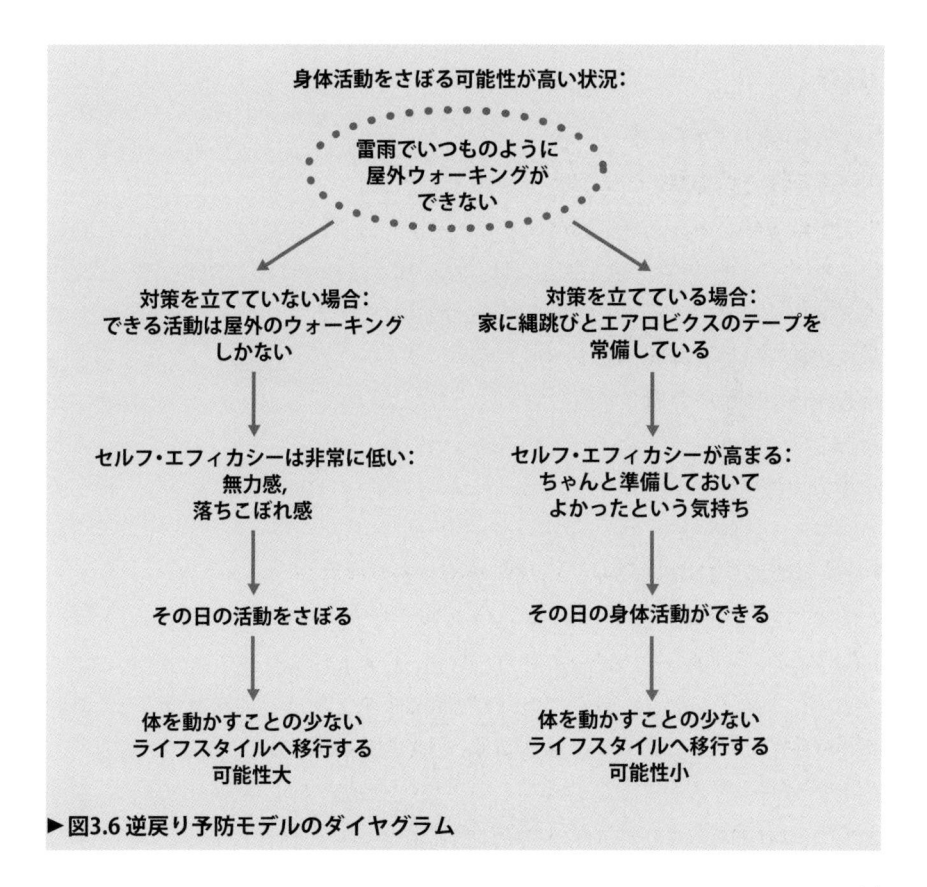

```
               身体活動をさぼる可能性が高い状況：
                   ┌─────────────┐
                   │ 雷雨でいつものように │
                   │ 屋外ウォーキングが   │
                   │ できない           │
                   └─────────────┘
                   ↙             ↘
   対策を立てていない場合：         対策を立てている場合：
   できる活動は屋外のウォーキング    家に縄跳びとエアロビクスのテープを
   しかない                       常備している
           ↓                              ↓
   セルフ・エフィカシーは非常に低い：  セルフ・エフィカシーが高まる：
   無力感，                        ちゃんと準備しておいて
   落ちこぼれ感                     よかったという気持ち
           ↓                              ↓
   その日の活動をさぼる              その日の身体活動ができる
           ↓                              ↓
   体を動かすことの少ない            体を動かすことの少ない
   ライフスタイルへ移行する          ライフスタイルへ移行する
   可能性大                        可能性小
```

▶図3.6 逆戻り予防モデルのダイヤグラム

◎行動変容ステージモデルの理論的背景

ちょっとミスをしただけで何もかも放棄してしまうという傾向のことである。例えば，2週間の休暇を取って，その間に身体活動をしていないと，帰宅してからも「今さらそんなことをして何になる。2週間もやめていたのだから」と考えて，身体活動プログラムを再開しないということがある。このような身体活動の習慣を一時的に中断することはよくあることで，単に一時的なものだと認められれば，「しばらくさぼってしまったが，これからまた始めよう」と考えられるようになる。クライアントが一時的に身体活動を中断することはよくあるが，だからといって，それが身体を動かすことの少ないライフスタイルへの逆戻りを必ずしも意味するわけではない。このような困難な状況を想定して，クライアントがその対策を立てられるよう手助けすることが，あなたの役目といえよう。

結論

これまでに挙げたこれらのアイデアやプログラム戦略は，前章で説明した変容プロセスに含まれていたものが多い。例えば自分に報酬を与え，身体活動に全力で取り組むという行動的プロセスは，学習理論，社会的認知理論，行動選択モデルをもとにしている。また身体活動の恩恵を理解する認知的プロセスは，行動選択モデル，意思決定理論，社会的認知理論をもとにしたものである。身体活動を行う機会の増加は，生態学モデルをもとにした環境的アプローチと密接な関係がある。逆戻り予防モデルは，身体活動をすることを思い出させ，別の選択肢を行うというプロセスと関係している。

また，身体活動を行ううえでデメリットに比べてどの程度のメリットがあるか（意思決定理論より）を示す意思決定バランスと，セルフ・エフィカシー（社会的認知理論より）を使うと，身体活動の変容ステージ（Marcus, Selby, Niaura & Rossi, 1992; Marcus, Rakowski, et al., 1992）と身体活動（Forsyth, Lewis, Pinto, Bock, Roberts & Marcus, 2002; Sallis et al., 1989）が予測できることも分かっている。これらの例をみると，変容プロセスとは実に汎理論的な性質を持っていることが分かる。身体活動が1つの理論やモデルで簡単に，あるいは完全に説明できるようなものではない。**表3.2**では，いくつかの理論から取り出したアイデアをもとに，どうやって行動変容戦略を作成すればよいかを示し

► 表3.2 身体活動を促進するのに有効な心理学モデルや理論

理論またはモデル	関係するアイデア	プログラム戦略
学習理論	シェイピング 強化 刺激統制 外発的報酬と内発的報酬	セルフモニタリング 目標設定（短期・長期のいずれも） 褒美 フィードバック
意思決定理論	メリットの認知 デメリットの認知	意思決定バランスシート デメリットの除去 問題の解決 メリットの強化
行動選択理論	強化 メリットとデメリット 選択の認知 行動選択肢の有無	褒美 不活動になる選択肢を減らす クライアントとともにプランニングと 意思決定を行う
社会的認知理論	セルフ・エフィカシー 結果期待 直接強化 観察学習	スキル構築 達成可能な目標設定 メリットの特定 有形の褒美 ソーシャルサポート
生態学モデル	個人的スキル 物理的環境 政策	自己管理 環境条件に合ったプログラム 身体活動をより行えるよう物理的環境を 変える
逆戻り予防モデル	ハイリスクな状況 コーピング 抑制妨害効果	プランニング 問題解決 マイナス思考を明らかにし，それを変える

◎身体活動についての行動介入研究は，科学研究の中でも新しい分野であり，1990年以前にはほとんど研究が行われていなかった。それでも我々は，身体活動への反応や，人がもっと活動的になり，活動的な状態を維持するにはどうすればよいかについて多くを学んできたし，身体活動プログラムが成功することを確信している。第2部では，本章で説明したモデルや理論が示すプログラム戦略を，変容ステージの枠組みの中で実際にどう応用すればよいかについてみていくことにしよう。

ている。また，これらの方略をいくつか組み合わせて，より複雑で有効なプログラムを作成することもできる。つまり，いくつもの理論が示すように，アプローチを統合した方が1つのモデルに依存するよりも成功する確率は高くなる

のである。

　身体活動についての行動介入研究は，科学研究の中でも新しい分野であり，1990年以前にはほとんど研究が行われていなかった。それでも，身体活動への反応や人がもっと活動的になり，活動的な状態を維持するにはどうすればよいかについての研究が進み，身体活動プログラムが成功すると考えられる。第2部では，本章で説明したモデルや理論が示すプログラム戦略を，変容ステージの枠組みの中で実際にどう応用すればよいかについて検討する。

文献

◎Bandura, A.(1986). Social foundations of thought and action. A social cognitive theory. Englewood Cliffs, NJ: Prentice Hall.
◎Brownell, K.D., Stunkard, A.J., & Albaum, J.M.(1980). Evaluation and modification of exercise patterns in the natural enviroment. American Journal of Psychiatry, 137, 1540-1545.
◎Epstein, L.H.(1998). Integrating theoretical approaches to promote physical activity. American Journal of Preventive Medicine, 15, 257-265.
◎Forsyth, L.H., Lewis, B., Pinto, B.M., Bock, B.C., Roberts, M., & Marcus B.H.(2002). Social-cognitive mediators of physical activity behavior change in two printbased interventions. Unpublished manuscript.
◎Glanz, K., & Rimer, B.K.(1995). Theory at a glance: A guide for health promotion practice. Bethesda, MD: U.S. Department of Health and Human Services, Public Health Service, National Institutes of Health, and National Cancer Institute.
◎Janis, I.L., & Mann, L.(1977). Decision making: A psychological analysis of conflict, choice, and commitment. New York: Collier Macmillan.
◎King, A.C., Blair, S.N., Bild, D.E., Dishman, R.K., Dubbert, P.M., Marcus, B.H., et al.(1992). Determinants of physical activity and interventions in adults. Medicine and Science in Sports and Exrcise, 24, S221-S223.
◎Marcus, B.H., Rakowski, W., & Rossi, J.S.(1992). Assessing motivational readiness and decision-making for exercise. Health Psychology, 11, 257-261.
◎Marcus, B.H., Selby, V.C., Niaura, R.S., & Rossi, J.S.(1992). Self-efficacy amd the stages of exercise behavior change. Research Quarterly for Exercise and Sport, 63, 60-66.
◎Marlatt, G.A., & Gordon, J.R.(1985). Relapse prevention: Maintenance strategies in the treatment of addictive behaviors. New York: Guilford Press.
◎McLeroy, K.R., Bibeau, D., Steckler, A., & Glanz, K.(1988). An ecological perspective on health promotion programs. Health Education Quarterly, 15, 351-377.
◎Paffenbarger, R.S., Hyde, R.T., Wing, A.L., & Hsieh, C.(1986). Physical activity, all-cause mortality, and longevity of college alumni. New England Journal of Medicine, 314, 605-613.
◎Sallis, J.F., Bauman, A., & Pratt, M.(1988). Environmental and policy interventions to promote physical activity. American Journal of Preventive Medicine, 15, 379-397.
◎Sallis, J.F., Hovell, L.M.R., Hofstetter, C.R., Faucher, P., Elder, J.P., Blancherd, J., et al.(1989). A multivariate study of determinants of vigorous exercise in a community sample. Preventive Medicine, 18, 20-34.
◎Saelens, B.E., & Epstein, L.H.(1998). Behavioral engineering of activity choice in obese children. International Journal of Obesity, 22, 275-277.
◎Saelens, B.E., & Epstein, L.H.(1999). The rate of sedentary activies determines the reinforcing value of physical activity. Health Psychology, 18, 655-659.
◎Skinner, B.F.(1953). Science and human behavior. New York: Free Press.
◎U.S. Department of Health and Human Services.(1996). Physical activity and health: A report of the Surgeon General Atlanta, GA: Centers for Disease Control and Prevention, National Center for Chronic Disease Prevention and Health Promotion.
◎Wankel, L.M.(1984). Decision-making and social support strategies for increasing exercise involvement. Journal of Cardiac Rehabilitation, 4, 124-135.

Column 1 コラム

身体活動・運動行動の理解に応用されている他の心理学理論
合意的行為理論と計画的行動理論

　フィッシュバインとエイゼン（1975）が提唱した合意的行為理論（Theory of Reasoned Action:TRA）は，目標とする「行動」の遂行を規定する最も大きな要因として「行動意図」の概念を重視している。このモデルでは，ある行動に対する意図が強ければ強いほど，その行動を遂行する可能性が高くなると考えられている。この行動意図を規定しているのが「行動への態度」および「主観的規範」である。行動への態度は，ある特定の行動に対する評価あるいは感情的次元で捉えることが可能であり，「行動の結果に対する信念」と「結果に対する評価」によって影響を受ける。また，行動を遂行することに対する社会的プレッシャーを意味する主観的規範に影響を及ぼす要因として，「他者の期待に対する信念」と「他者の期待に従う動機付け」が想定されている。このモデルを運動行動に当てはめて考えると，運動への行動意図は，運動することに対して良い評価や感情を持ち，自分が運動することを他者も期待しているといると信じているときに強くなり，それが実際の運動行動につながるのである。

　計画的行動理論（Theory of Planned Behavior:TPB）は，エイゼン（1985）がTRAに「行動の統制感」の概念を追加し，発展させたものである。この概念は，行動遂行に対する容易さと困難さについての信念と定義され，行動に直接影響を及ぼすだけでなく，行動意図を介して間接的な影響も及ぼす。「内的統制要因」と「外的統制要因」が行動の統制感を規定する要因とみなされている。

　ここで紹介した TRA や TPB をはじめ，健康信念モデル（Rosenstock,1974）のように，行動の遂行に影響を及ぼす要因として個人の態度や信念などの認知的側面を特に重視した「期待×価値理論」のみによって健康行動を包括的に説明することは難しい。しかしながら，身体活動・運動支援を考えていく際に，どのような認知的側面に注目すべきかに関する示唆を与えてくれる点で，これらの理論は有用だと考えられる。

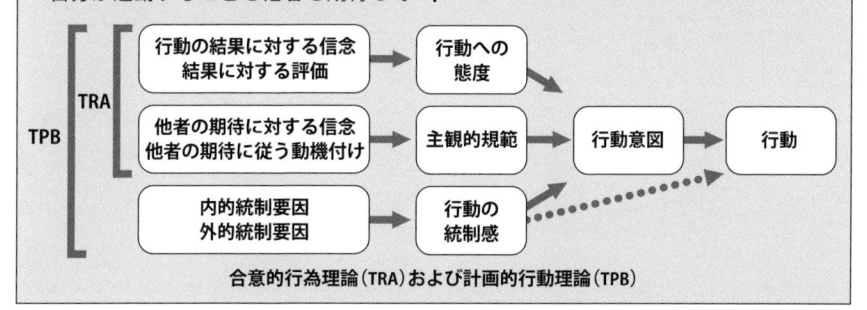

合意的行為理論（TRA）および計画的行動理論（TPB）

◎行動変容ステージモデルの理論的背景

第4章
身体活動の媒介変数について学ぶ

前章では，身体活動プログラムに役立ちそうな心理学理論やモデルをいくつか紹介した。本章では，心理学理論やモデルから取り出した，行動変容あるいは，媒介する特定の要因について述べることにする。プログラムにおいて媒介変数に注目すると，身体活動を変えるのに一番役立つ方法は何かが分かり，今後のプログラムを改善するためのアイデアを得ることができる。ここではまず，媒介変数とは何か，なぜプログラムの中で媒介変数に注目するとよいのかを説明し，その後，身体活動の行動変容に最も重要な要素であることが実証されているいくつかの媒介変数について説明しよう。最後のところで，いくつかのプログラムとその成功の鍵を握る要因を紹介しているが，これらはあなた自身のプログラムの計画と評価にも，何らかのアイデアを与えてくれるはずである。

なぜ媒介変数を考慮に入れなければならないか

2章，3章で説明した心理学モデルや理論は，行動変容を促しているものについていくつかのアイデアを与えてくれる。本章では，行動変容へと導く要因を「媒介変数」と呼ぶことにする。プログラムの根拠となる理論的モデルは，何が媒介変数として機能しているのかを示している。例えば，社会的認知理論をもとにしたプログラムでは，セルフ・エフィカシーと身体活動の結果期待を高めることを重視している。なぜなら，これらの要素が変わると身体活動も増えると考えられているからだ。つまり，これらの要素が媒介変数というわけである。

身体活動を高める媒介変数にはどのようなものがあるか，今はまだようやく

少し分かり始めてきた段階に過ぎない。プログラムがうまくいっても、行動変容をもたらす介入がどういうものだったのか実際はよくわからないことが多いのである（Baranowski, Anderson & Carmack, 1998）。しかし、何がその変化を生み出したのか（つまり媒介したのか）を考えることで、最も有効と思われる媒介変数に集中的に取り組むことができる。例えば、「身体活動の目標を達成したら、自分に報酬を与えるようにしなさい」とクライアントに促すことが、クライアントが1週間のうちで活動する日を増やす原因の1つになっているようだということが分かれば、それは他の人のためのプログラムを作るときにも役立つ情報になる。我々としては、健康増進の仕事に従事する人は介入の効果を評価するとき、身体活動や体力の程度だけを考えるのではなく、身体活動の行動変容に関係のある心理学的、行動的な媒介変数の変化をも考えに入れるべきだと考えている。

　もっと活動的になろうという意欲をすでに持っている人の場合（身体活動研究に参加することに同意した多くのボランティアのように）、現在行っている介入の多くは、確かに何も介入をしなかった場合より、人を活動的にするのに効果を発揮していると思われる（Baradowski et al., 1998）。だが、その程度の改善では、我々が理想とするところには及ぶべくもない（意欲のある人でさえ、まだまだ理想にはほど遠い）。研究をみると、介入の効果は統計的に有意なものが多いが、身体活動は健康を大幅に改善するほど十分に向上したとはいえない。健康増進の仕事に従事する人が本当に手助けしなければならない人とは、活動する意欲のない人なのである。前熟考期（行動を変えようと思わない）や熟考期（行動を変えようと思っている）の人の実際の活動を公衆衛生基準のレベルにまで引き上げるとか、体力をつけるなどという介入目標を立てるのは、おそらく非現実的であろう。これらのクライアントにとっては、もっと現実的な目標の方が媒介変数の変化を促すことになり、それがやがては身体活動を増やすことにもつながるのである。この「やがて」は、人によって数週間、数ヵ月、あるいは数年もかかることがある。誕生日、記念日、新しい職場、子どもの誕生など、明確なきっかけが必要になる人もいれば、自分自身の目標をちゃんと設定できる人もいる。だがやはり、意欲の低い人でも、せめてもう少し体を動かすようにすれば自分の健康や見通しが改善すると考えられるように仕向けることがで

◎行動変容ステージモデルの理論的背景

きれば，それは成功と言うべきだろう。よって，その人の中で変化が生じるために何が起きなければならないのかを学ぶこと（媒介変数を発見すること）は，時間とエネルギーを費やすだけの価値があるといえる。

調節変数と媒介変数

身体活動の媒介変数についての研究では，調節変数と媒介変数という言葉が同じような意味で用いられることが多い（Baron & Kenny, 1986）。どちらも適切であり重要なのだが，その機能はまったく異なる。以下で，この2つの概念がどういうものか，またどのように使われるのかを明確にしておこう。

[調節変数]

調節変数とは1つの変数であり，それによって参加者を，介入の効果が異なるサブグループに分けることができるものである（Baron & Kenny, 1986）。例えばマーカス，ボック，ピント，フォーサイス，ロバーツ，トラフィカンテ（1998）による研究では，変容ステージで初期段階にいる人（つまり行動を変えようと

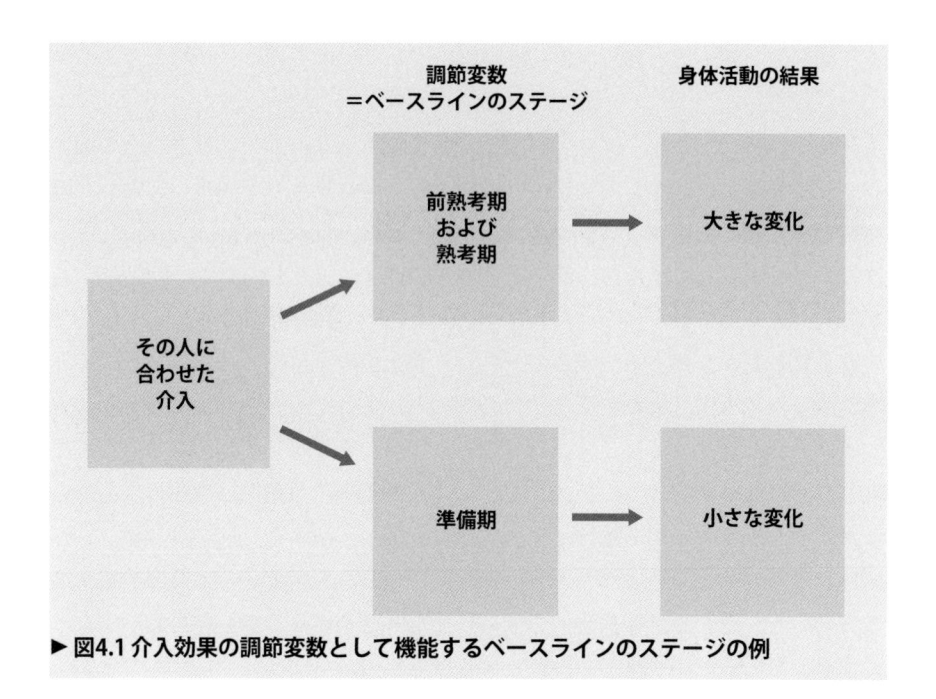

▶図4.1 介入効果の調節変数として機能するベースラインのステージの例

思わない前熟考期の人や，行動を変えようと思っている熟考期の人）には，身体活動を行う動機付けの準備性に合わせた介入の方が，そうでないプログラムより効果的であることが分かっている。しかし，準備期（何らかの活動をしている）の人には，どちらの介入でも同じように効果がある（▶図4.1）。この場合，変容ステージが，その人に合わせた介入効果の調整変数になっている。この他，年齢，性別，健康状態，社会経済的地位などもプログラムの効果に関係するため，調節変数といえよう。例えば，ある種の介入は女性より男性に対して高い効果を持つことがある。この場合は性別が調節変数となるため，このような介入を推奨する場合には，そのことを考慮する必要がある。調節変数をみれば，そのプログラムから最も多くの恩恵を得るのは「どういう人」であるかが分かるが，その介入が「どのように」効果を表すのかは分からない。それを知るには，プログラムの結果で変化する要因，すなわち媒介変数に注目することが必要となる。

[媒介変数]

媒介変数とは，それによって介入が身体活動に影響すると考えられる1つのメカニズムである（▶図4.2）。数多くの調節変数（年齢，性別など）とは違って，媒介変数はつねにクライアントの行動変容に役立つ要因である。このこと

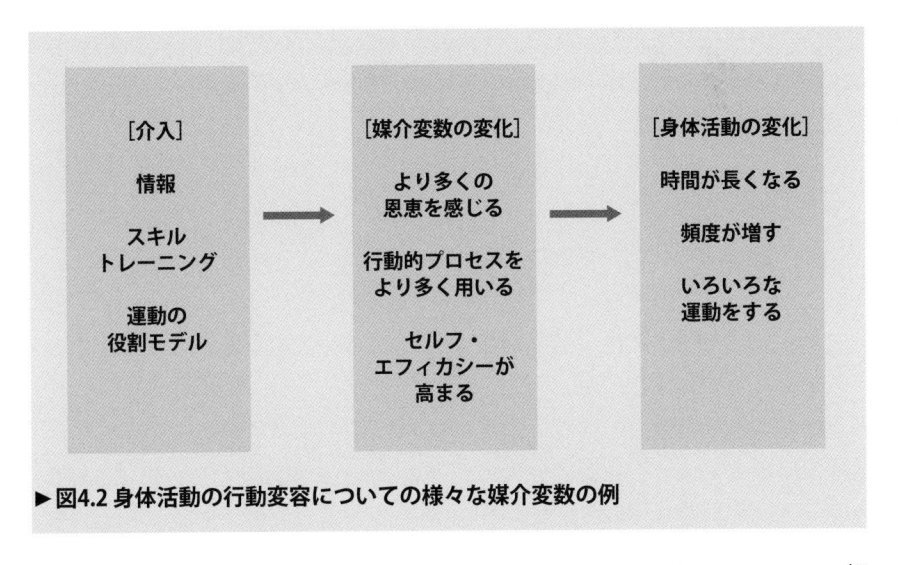

▶図4.2 身体活動の行動変容についての様々な媒介変数の例

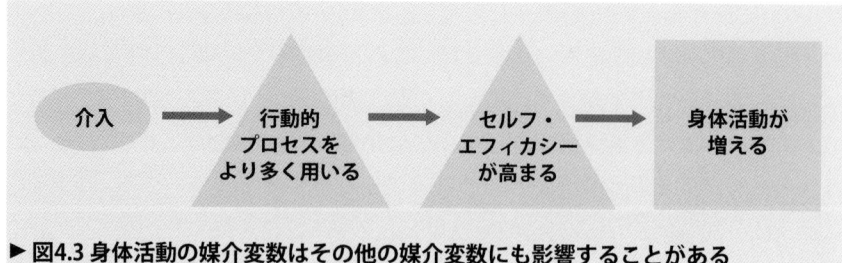

◎行動変容ステージモデルの理論的背景

介入 → 行動的プロセスをより多く用いる → セルフ・エフィカシーが高まる → 身体活動が増える

▶ 図4.3 身体活動の媒介変数はその他の媒介変数にも影響することがある

を，例を使って説明しよう。あなたは，クライアントがもっと体を動かすことのメリットを認識できるように，また体を動かさないことについて言い訳をする回数を減らせるように，意思決定理論をもとにしたプログラムを作成するとする。このプログラムは，クライアントが身体活動についてのメリットを多く持ち，デメリットを少なくすれば，もっと体を動かすようになるだろうという仮定に基づいたものだ。この例では，身体活動についてのメリットとデメリットが行動変容の媒介変数であると考えられる。プログラムを始める前にクライアントがどの程度メリットとデメリットを感じているか評価すると，クライアントはメリットよりデメリットの方が多いと考えている。介入後，あなたはクライアントが以前よりはるかに活動的になったのをみて，クライアントがどの程度メリットとデメリットを感じているかをもう一度評価する。2回目の評価で，クライアントが，活動的であることのメリットの方が大きいと考えるようになり，体を動かさないことについて前より言い訳をすることが少なくなったのなら，それは介入のおかげで意思決定バランス（つまりメリットのデメリットに対する割合，3章参照）が改善され，クライアントが以前より活動的になったという証拠である。この評価の精度を高め，何度もこれらの変数の評価をくり返し行って，実際にメリットとデメリットがどのように変化していくかを追跡していけば，最初に変化が生じるのがこれらの媒介変数なのか，身体活動なのかを知ることができる。

　媒介過程は複雑であるため，行動変容の媒介変数については，まだわずかしか解明されていない。プログラムが成功するための媒介変数を仮定する場合，いくつかの媒介変数が同時に機能していることを忘れないようにしなければな

らない（Baranowski et al., 1998）。例えば，セルフ・エフィカシー，結果期待，いくつかの変容プロセスの使用などは，介入結果を媒介することがある。よって，これはと思われる媒介変数をいくつか想定し，それらを評価するとよい。もっと複雑化してくると，媒介過程が段階的に機能する場合もある（Baranowski et al., 1998）。例えば，クライアントが変容プロセスをうまく活用できれば，それが身体活動を維持していけるという自信の向上につながり（セルフ・エフィカシーの向上），それによってさらに日常的に身体活動を多く織り込んでいけるようになる（▶図4.3）。

　これまでの研究で，媒介変数の変化だけでは身体活動の行動変容を十分に説明することはできないことが分かっている。身体活動のレベルには，遺伝的要因や環境的要因など我々の力がほとんど，あるいはまったく及ばない様々なものから影響があるため，媒介変数によって身体活動の結果を完全に予測できると思うのは非現実的である。身体活動に影響を及ぼす要因で，我々がまだ気づいていないものや，どのように評価すればいいのか分からないものもたくさんある。また評価すると思ってもいない要因や，何らかの理由で評価しないことにした要因もある。3章で述べたように，身体活動の行動変容を媒介する要因は何かを特定する理論はまだ見つかっていない。よって，いくつもの理論を組み合わせ（行動変容ステージモデル，社会的認知理論，意思決定理論など），いくつかの媒介変数（セルフ・エフィカシー，メリットの認知，デメリットの認知，変容プロセスなど）に基づいてプログラムを構築する方が，プログラムが成功する可能性が高まるのである。

身体活動の媒介変数

　調節変数は効果的なプログラムによって変わってくるため，ここからは，調節変数ではなく媒介変数について詳しくみていくことにする。以下に，身体活動の行動変容の媒介変数として実証的な裏付けのある構成概念をいくつか述べることにする。これらの概念を評価するために作成された具体的な方法については，5章を参照されたい。

［セルフ・エフィカシー］

　セルフ・エフィカシーとは，ある状況下である行動を遂行できるという自信

のことである (Bandura, 1986)。例えば，あなたのクライアントは，通常の環境であればウォーキングプログラムを継続することについてのセルフ・エフィカシーは高い（つまり，非常に自信がある）が，ゆっくり過ごそうと考えている2週間の休暇中にもウォーキングプログラムを継続することについてのセルフ・エフィカシーは低いかもしれない。また昔，同じように休暇を取ったときに，運動をさぼったことを思い出すかもしれない。

　セルフ・エフィカシーの程度が行動によって異なるものであることを示すもう1つの例を挙げよう。このクライアントは，ウォーキングが好きで，もちろんどうすればいいかも知っているので，ウォーキングについてのセルフ・エフィカシーは高い。しかし，水泳プログラムを定期的に続けられるというセルフ・エフィカシーは低い。なぜなら，これまであまり水泳をしたことがなく，自分は泳ぎがうまくないと思っているからである。さらに，水泳は着替えたりプールへ通ったりしなければならないため,長期間続けるのは難しいと思っている。つまり，健康的な食物の摂取や禁煙など，健康活動の種類によってセルフ・エフィカシーの程度が異なるように，身体活動の種類によってもセルフ・エフィカシーの程度は異なるのである。

　社会的認知理論によると，セルフ・エフィカシーは行動変容の最も重要な媒介変数である (Badura, 1986)。多くの研究で，セルフ・エフィカシーは身体活動と深く結びついており (Dishman & Sallis, 1994)，身体活動を最も正確に予測する変数であることが明らかになっている (Sallis, Hovell, Hofstetter & Barrington, 1992)。つまりセルフ・エフィカシーが高まると，時間的にはそれよりやや遅れて（普通はプログラム開始から3～6ヵ月後）身体活動の量も増える。休暇中，怪我をしたとき，悪天候のときなど，様々な状況における身体活動のセルフ・エフィカシーを調査した研究もある (Marcus, Selby, Niaura & Rossi, 1992)。また，身体活動のための時間を取る，身体活動を続けるなど，活動的でいるための様々な要素についてのセルフ・エフィカシーを調べた研究もある (Sallis, Pinski, Grossman, Patterson & Nader, 1988)。

[ソーシャルサポート]

　ソーシャルサポートは,行動変容のもう1つの重要な媒介変数である(Sarason & Sarason, 1985)。ソーシャルサポートには様々な種類がある (Cohen,

Mermelstein, Kamarck, & Hoberman, 1985)。第一は「道具的」サポートで，これは誰かに行動変容の努力の手助けとなる有形物を与えるというものである。道具的サポートの例としては，運動施設まで車に乗せてあげる，妻や夫に誕生日のプレゼントとしてウォーキングマシンを贈るといったことがある。第二のソーシャルサポートは「情報的」サポートで，これは関係のある情報を提供することで，その人の行動変容を手助けするというものである。例えば，友達にもうすぐ市民参加マラソンがあると知らせるとか，自分のやる気を出すため使っているプロセスを妹に教えるとかいうようなことである。第三は「情緒的」サポートで，これは自分が相手のことを気遣っており，その人が行動変容に頑張って取り組んでいるかどうか気にかけていることを知らせるというものである。例えば友達や家族に電話をして，「毎日20分間の運動はうまくいっている？」と尋ねるのは，情緒的サポートを提供していることになる。最後に，第四のソーシャルサポートとして「評価」がある。これは，新しい身体活動のスキルを学んでいる人に，フィードバックと励ましを与えるというものである。例えば，エアロビクスのインストラクターがクラスの生徒に「ここ数週間でずいぶんうまくなったわね」と言うのは，この種のサポートを与えていることになる。これらの例が示すように，ソーシャルサポートとは家族，友人，同僚，運動のインストラクター，あるいは運動クラスの他の参加者など，いろいろな人から与えられるものである（USDHHS, 1996）。

［意思決定バランス］

意思決定バランスとは変化から生じるデメリットとメリットの割合で，ジャニスとマン（1977）の意思決定理論をもとにしている。身体活動の行動変容についての意思決定バランスとは，人が身体活動することのデメリットに対して，メリットはどれほどあると感じているか，ということである（Janis & Mann, 1977）。身体活動を肯定的にとらえる人もいれば，否定的な面ばかりを強調する人もいる。意思決定バランスの違いは，変容ステージの違いと一致する傾向がある。前熟考期の人（行動を変えようと思わない）は，変化によるメリットよりデメリットが多いと考え，後期段階のステージにいる人はデメリットよりメリットが多いと考えている（Marcus, Rakowski & Rossi, 1992; Marcus & Owen, 1992）。デメリットと感じられるものの中には，悪天候とか，その地域

が危険でウォーキングには不向きであるとか，公園や歩道やサイクリングコースがないとかいうように環境的なものもあれば，仕事の後に身体活動をするだけの時間もエネルギーもないように感じるとか，怪我をするのが怖いとか，やる気がないとか，友達や家族の手助けが得られないなど，もっと個人的なものもある。

[変容プロセス]

行動変容ステージモデルによると，人は様々な認知的・行動的な方略やテクニックを用いながら，変容ステージをいくつも経て進歩していくのである(DiClemente, Prochaska, Fairhurst, Velicer, Rossi & Velasquez, 1991; Prochaska & DiClemente, 1983)。よって，これらのプロセスが行動変容の重要な媒介変数だと考えられる。それぞれの変容プロセスの例は2章に述べたとおりだが，研究によると，後期段階にいる人は初期段階にいる人より，これらのプロセスを多く使う傾向があることが分かっている（Marcus, Rossi, Shelby, Niaura & Abrams, 1992)。変容プロセスは，身体活動を予測するのに非常に有効であることが明らかになっている（Calfas, Sallis, Oldenburg & Ffrench, 1997; Dunn, Marcus, Kampert, Garcia, Kohl & Blair, 1997; Forsyth, Lewis, Pinto, Bock, Roberts & Marcus, 2002)。

[結果期待]

結果期待とは，人が身体活動をすることによって生じると考える結果や成り行きに，その人が置く価値のことである。このような結果は，例えば元気が出るというように，活動によってすぐに生じるものもある。また，体重の減少や筋肉の張りなど，一定期間，身体活動を続けなければ出ない結果もある。身体活動の予測に用いられる具体的な結果期待としては，健康上の恩恵，ボディイメージの向上，ストレス軽減などの心理的恩恵がある（Steinhardt & Dishman, 1989)。

[楽しみ]

身体活動を楽しいと思う人が活動的な生活を送るようになる傾向があるのは，当然といえよう。身体活動を楽しむという気持ちは理論とは関係ないが，成人の身体活動や，変容ステージや，体系的な運動プログラムの継続には必ず見られるものである(USDHHS, 1996)。よって，クライアントが身体活動をもっ

と楽しめるように手助けすれば，その後も活動的でいられる可能性が高いということになる。

媒介変数への実証的裏付け

身体活動プログラムには心理学理論やモデルに基づいたものが多いが，そのプログラムによって，プログラムを作成するのに用いた理論的要素に変化があったかどうかを調べた研究は少ない（Baranowski et al, 1998）。これを調べるには，まずそのプログラムで媒介変数と思われるものに変化があったかどうかをみなければならない。例えば，セルフ・エフィカシーを強調する社会的認知理論をもとにしたプログラムは，参加者が身体活動をずっと続けていけるという自信を高めるのに役立っただろうか。次に，媒介変数の変化によって，実際に参加者はもっと活動的になったかどうかを判断する。ごく最近発表された身体活動の研究の中には，この種の分析を行っているものもある。その結果をみると，前述した媒介変数の多くは参加者がより活動的になるのに役立っているという仮説が裏付けられている。

[医師のアドバイスに基づくプログラムの媒介変数]

「プロジェクトPACE」（医療提供者のアドバイスに基づく運動の評価とカウンセリング）は，健康な成人外来患者に対してプライマリーケアの医師が行う短時間のカウンセリングの効果を検証した優れた研究である（Calfas, Long, Sallis, Wooten, Pratt & Patrick, 1996）。このプロジェクトで，医師は社会的認知理論と行動変容ステージモデルに基づいたカウンセリングを行い，患者に変容プロセスを用いるよう勧めた。例えば，短時間の評価で患者が前熟考期（行動を変えようと思わない）か熟考期（行動を変えようと思っている）にいることが分かれば，医師はその患者に，身体活動がもたらすメリットについての資料を読むとか，その週1回でよいから10分間のウォーキングをしてみるよう勧める。患者が後期段階（準備期で何らかの身体活動をしているなど）であれば，医師はその活動をもっと増やして，1日30分間のウォーキングを1週間に5日以上行うとか，個人的な活動目標を達成するため自分に何らかの褒美を用意するようカウンセリングを行う。カウンセリングは診療時に行い，2週間後に健康教育の専門家から短時間の電話をかけ，問題があれば解決をはかるようにする。

◎行動変容ステージモデルの理論的背景

　このような身体活動についてのカウンセリングを与えた患者の実際の活動量と，カウンセリングを何も与えなかった患者の実際の活動量とを比べてみると，カウンセリングを受けた患者の身体活動量は，普通の注意しか与えなかった患者より大幅に増加していることが分かった（Calfas et al., 1996）。媒介変数を調べると，個人が受け取ったプログラムの内容に関係なく，セルフ・エフィカシーの度合いと変容プロセスの使用が，身体活動の行動変容の媒介変数になっていることが分かった（Calfas et al., 1997）。

　医師のアドバイスに基づくもう1つのプログラムはPAL（「Physically Active for Life」）というもので，これは行動変容ステージモデルと社会的認知理論を用いた，体を動かすことの少ない年配者向けのプログラムである（Pinto, Lynn, Marcus, DePue & Goldstein, 2001）。このPALプログラムでも，中年以上の成人の健康行動についての情報をもとに，医療従事者からそれぞれの患者に合わせたメッセージや印刷教材を与えている。このプログラムは，医師による短時間のカウンセリング，身体活動の処方，行動変容ステージモデルをもとにした患者用マニュアルの3つを柱とするものである。このプログラムを提示してから6週間後に身体活動を測定すると，このプログラムに参加した患者は，参加しなかった患者より多くの身体活動を行うようになっていることが分かった（Goldstein et al., 1999）。だが，このような向上がみられても，8ヵ月後に測定すると両グループの身体活動には違いがなく，長続きしていないことが分かった。同様に，患者の意思決定バランスの変化と行動的プロセスの使用によって，6週間後に調べると変容ステージが向上していることが分かったが，8ヵ月後まで持続していなかった（Pinto et al., 2001）。

［地域型プログラムの媒介変数］

　「プロジェクト・アクティブ」では，ライフスタイルの中に取り入れた身体活動についてのカウンセリング手順と，従来のようにジムを使って行われた，体を動かすことが少ないが健康な成人向けのプログラムとを比較した（Dunn et al., 1997；これらのプログラムについては6章で説明している）。6ヵ月後の評価で，CDC/ACSMで定められた中等度の強度の身体活動の基準（1週間に5日以上，合計30分以上の身体活動をするというもの）をクリアしたのは，ライフスタイルの中に活動を取り入れたグループへの参加者では78％，体系的運動グルー

プへの参加者では85％だった。どちらのグループも，認知的プロセスと行動的プロセスを多く使い，セルフ・エフィカシーを高めることがこのような身体活動の増加につながっている。さらに具体的にいうと，逆条件づけ（例えば子どもたちとテレビを見るより，子どもたちとボール遊びなど，活動的なことをする），ソーシャルサポートを得ること（運動していて何か問題が生じたとき，そのことを友達や家族に話す），自分自身に褒美を与えること（その気がないときでも自転車に乗って運動すれば，意識的に自分自身を褒めるとか，ちょっとしたプレゼントを自分に買う），コミットメント（例えば，自分が望めば活動的な生活を続けられるのだと自分に言い聞かせる）などが，行動変容の媒介変数となっていた。またライフスタイルの中に活動を取り入れたグループでは，身体活動によるデメリットよりメリットが多いことが認識されると，それが活動率の上昇につながっていた。以上をまとめると，プログラムのおかげで参加者が［1］自分が活動的になれるという自信が高まり，［2］いくつかの変容プロセスを用いることができ，［3］運動のデメリットよりメリットをみるようになったため，勧告どおりの活動量を達成することができたのである。

　また，1つの地域で，体を動かすことが少ないが健康な成人のサンプルに対して，2つの印刷教材を用いたプログラムの効果を調べ，そのプログラム成功の媒介変数を調べた研究もある（Forsyth et al., 2002）。プログラムのうち片方では，動機付けの程度に合わせたマニュアルを用いるとともに，参加者の自己報告による活動の進歩，変容ステージ，セルフ・エフィカシー，意思決定バランス，変容プロセスの使用などについて，個人へのフィードバック報告を行った（「ジャンプスタート」：地域密着型のプログラムについては6章で詳述している）。フィードバック報告書では約4ページにわたって，それぞれの参加者に，これらの点における個人の進歩や後退，あるいは活動的になることに成功した人と比較したその人の現状についての情報を提供している。

　これに対してコントロール群のプログラムは，参加者に合わせて作られたマニュアルではなく，全米心臓協会（AHA）のマニュアルを使っている。このマニュアルの長さは動機付けの程度に合わせたマニュアルと同じくらいである。AHAマニュアルは個人に合わせて作られたものではないが，ゆっくりスタートし，目標を定め，進捗程度を観察し，他の重要な変容プロセスも使うよ

◎行動変容ステージモデルの理論的背景

うアドバイスするなど，行動変容についての優れた指針を提供している。参加者へは，プログラムの開始時，1ヵ月後，3ヵ月後，6ヵ月後に教材を与えている。

　どちらのプログラムでも参加者の身体活動量は増加した。だが6ヵ月後の身体活動をみると，個人的なフィードバックを受け取ったグループの方が，コントロール群に比べてはるかに多くの身体活動をしていることが報告されている（Marcus et al., 1998）。どちらのプログラムのグループでも，セルフ・エフィカシーを高め，変容プロセスを多く使ったことが，身体活動の増加につながっている（Forsyth et al., 2002）。個人的なフィードバックを行ったグループの参加者がより活動的になったのには，行動的プロセスの効果が大きかった。特に，環境統制（後で運動することを忘れないよう運動着を出しておく），コミットメント，褒美，逆条件づけといった行動的プロセスが効果的だったようである。コントロール群で，身体活動の向上に効果があった行動的プロセスは2つだけ（コミットメントと，逆条件づけ）だった。研究者は，個人に合わせたプログラムの方が参加者の身体活動が高まった理由はここにあるのかもしれないと仮定している（Forsyth et al., 2002）。よって，全員に同じメッセージを与えるより，その人が行動的プロセスをきちんと使っているかどうかについての個人的なフィードバックを与える方が，これらのプロセスをさらに利用することにつながるといえよう。また，これらのプロセスを多用することで，参加者は勧告に示されたレベルの身体活動を達成できるようになる。しかし，優れた標準プログラムもまた，人の行動変容に有益であり，身体活動レベルを引き上げることは間違いないようである。

結論

　どの研究結果でも，「自分は活動的な生活を維持できる」という自信を高め，変容プロセスを多用するよう促すプログラムの方が，実際の身体活動を高めるのに役立つことが一様に示されている。本章で述べた研究の中で，認知的プロセス（意識の高揚，自己の再評価など）はまだ一貫した媒介変数になっていなかったが，それは，これらの研究が，変容ステージの初期段階に特にみられるような行動変容の意図を調べるものではなく，実際の身体活動の予測に重点を置い

たものだったせいもあるだろう。だが，あなたの現場で使っている現在のプログラムに，自分はどうも合わないという人がいれば，その行動変容の意図を調べることが重要である。さらに，これらの各研究では少数の媒介変数だけを重視していて，例えば「楽しみ」や「結果期待」については測定していないのだが，これらの要素も身体活動の向上に一役買っているのかもしれない。

　この他にも，まだ検証されていないが，今後必ず注目を集めそうないくつかの媒介変数がある。例えば，人の環境を変える手助けをするプログラム（トレッドミルを空き部屋から居間へ移す，職場に運動スペースを作るなど）があれば，活動的になるのに役立つだろうか。クライアントに，自分の外観（ボディイメージ）が格好いいと思えるようにサポートすれば，運動しているところをみられてもそれほど恥ずかしがらずにすむため，身体活動量を増やすことができるだろうか。クライアントの家族や友人もプログラムに参加させれば，クライアントがもっと活動的になるのに役立つだろうか。このような要素を考えに入れ，それらをプログラムに組み入れ，プログラムの結果それらが変化したかどうかを測定すれば，身体活動の行動変容の「ブラックボックス」を開くことができる。第2部では，身体活動の媒介変数に影響を与える方法について述べることにする。

文献

◎Bandura, A.(1986). Social foundations of thought and action: A social cognitive theory. Englewood Cliffs, NJ: Prentice Hall.
◎Baranowski, T., Anderson, C., & Carmack, C.(1998). Mediating variable framework in physical activity interventions: How are we doing? How might we do better? American Journal of Preventive Medicine, 14, 266-297.
◎Baron, R.M., & Kenny, D.A.(1986). The moderator-mediator variable distinction in social psychological research: Conceptual, strategic, and statistical considerations. Journal of Personality and Social Psychology, 51, 1173-1182.
◎Calfas, K., Long, B.J., Sallis, J.F., Wooten, W.J., Pratt, M., & Patrick, K.(1996). A controlled trial of physician counseling to promote the adoption of physical activity. Preventive Medicine, 25, 225-233.
◎Calfas, K.J., Sallis, J.F., Oldenburg, B., & Ffrench, M.(1997). Mediators of change in physical activity following an intervention in primary care: PACE. Preventive Medicine, 26, 297-304.
◎Cohen, S., Mermelstein, R., Kamarck, T., & Hoberman, H.M.(1985). Measuring the functional components of social support. In I.G. Sarason & B.R. Sarason (Eds.), Social support: Theory, reserch, and applications (pp. 73-94). The Hague: Martinus Nijhoff.
◎DiClemente, C.C., Prochaska, J.O., Fairhurst, S.K., Velicer, W.F., Rossi, J.J., & Velasquez, M.(1991). The process of smoking cessation: An analysis of precontemplation, contemplation, and preparation stages of change. Journal of Consulting and Clinical Psychology, 59, 295-304.
◎Dishman, R.K., & Sallis, J.F.(1994). Determinants and interventions for physical activity and exercise. In C. Bouchard, R.J. Shephard, & T. Stephens(Eds.), Physical activity, fitness, and health: International proceedings and consensus statement(pp. 214-238). Champaign, IL: Human Kinetics.
◎Dunn, A.L., Marcus, B.H., Kampert, J.B., Garcia, M.E., Kohl, H.W., & Blair, S.N.(1997). Reduction in

cardiovascular disease risk factors: 6-month results from Project Active. Preventive Medicine, 26, 883-892.
◎Forsyth, L.H., Lewis, B., Pinto, B.M., Bock, B.C., Roberts, M., & Marcus, B.H.(2002). Social-cognitive mediators of physical activity behavior change in two print-based interventions. Unpublished manuscript.
◎Goldstein, M.G., Pinto, B.M., Marcus, B.H., Lynn, H., Jette, A., Rakowski, W., et al.(1999). Physician-based physical activity counseling for middle-aged and older adults: A randomized trial. Annals of Behavioral Medicine, 21, 40-47.
◎Janis, I.L., & Mann, L.(1977). Decision making: A psychological analysis of conflict, choice, and commitment. New York: Collier Macmillan.
◎Marcus, B.H., Bock, B.C., Pinto, B.M., Forsyth, L.H., Roberts, M., & Traficante, R.(1998). Efficacy of individualized, motivationally tailored physical activity intervention. Annals of Behavioral Medicine, 20, 174-180.
◎Marcus, B.H., & Owen, N.(1992). Motivational readiness, self-efficacy and decision making for exercise. Journal of Applied Social Psychology, 22(1),3-16.
◎Marcus, B.H., Rakowski, W., & Rossi, J.S.(1992). Assessing motivational readiness and decision-making for exercise. Health Psychology, 11, 257-261.
◎Marcus, B.H., Rossi, J.S., Shelby, V.C., Niaura, R.S., & Abrams, D.B.(1992). The stages and processes of exercise adoption and maintenance in a worksite sample. Health Psychology, 11, 386-395.
◎Marcus, B.H., Selby, V.C., Niaura, R.S., & Rossi, J.S.(1992). Self-efficacy and the stages of exercise behavior change. Research Quarterly for Exercise and Sport, 63, 60-66.
◎Pinto, B.M., Lynn, H., Marcus, B.H., DePue, J., & Goldstein, M.G.(2001). Physician-based activity counseling: Intervention effects on mediators of motivational readiness for exercise. Annals of Behavioral Medicine, 23, 2-10.
◎Prochaska, J.O., & DiClemente, C.C.(1983). Stages and processes of self-change of smoking: Towards an intergrative model of change. Journal of Counsulting and Clinical Psychology, 51, 390-395.
◎Sallis, J.F., Hovell, M.F., Hofstetter, C.R., & Barrington, E.(1992). Explanation of vigorous physical activity during two years using social learing variables. Social Science and Medicine, 34, 25-32.
◎Sallis, J.F., Pinski, R.B., Grossman, R.M., Patterson, T.L., & Nader, P.R.(1988). The development of self efficacy scales for health-related diet and exercise behavioirs. Health Education Research, 3(3), 283-292.
◎Sarason, I.G., & Sarason, B.R.(1985). Social support: Theory, research, and applications. The Hague: Martinus Nijhoff.
◎Steinhardt, M.A., & Dishman, R.K.(1989). Reliability and validity of expected outcomes and barriers for habitual physical activity. Journal of Occupational Medicine, 31, 536-546.
◎U.S. Department of Health and Human Services.(1996). Physical activity and health: A report of the Surgeon General. Atlanta, GA: Centers for Disease Control and Prevention, National Center for Chronic Disease Prevention and Health Promotion.

Column 1 コラム 2

身体活動・運動行動の媒介変数を測定すること
わが国における研究に応用するために

4章，5章では，身体活動・運動行動の変容に果たす媒介変数の役割と，その測定尺度が紹介されている。また2章でも，変容ステージを精確に測定することの重要性が示された。これらの変数の測定尺度は，主に諸外国で開発されたものであるため，わが国でも行動変容ステージモデルに代表される心理学理論やモデルに基づいた身体活動介入研究において媒介変数を測定する際には，わが国の国民を対象に信頼性および妥当性が確認された尺度を利用すべきである。

以下に2章あるいは5章で紹介された様々な変数について，わが国における成人を対象にした身体活動介入研究において利用可能な測定尺度に関する代表的な論文を紹介するので参考にしていただきたい。

《変容ステージ》
岡浩一朗：運動行動の変容段階尺度の信頼性および妥当性－中年者を対象にした検討－. 健康支援, 2003; 5: 15-22.

《セルフ・エフィカシー，意思決定バランス等》
Nishida Y, Suzuki H, Wang DH, Kira S.: Psychological determinants of physical activity in Japanese female employees. J Occup Health, 2003; 45: 15-22.

岡浩一朗・平井啓・堤俊彦：中年者における身体不活動を規定する心理的要因－運動に関する意思決定のバランス－. 行動医学研究, 2003; 9: 23-30.

岡浩一朗：中年者における運動行動の変容段階と運動セルフ・エフィカシーの関係. 日本公衆衛生雑誌, 2003; 50: 208-215.

Wakui S, Shimomitsu T, Odagiri Y, Inoue S, Takamiya T, Ohya Y: Relation of the stages of change for exercise behaviors, self-efficacy, decisional-balance, and diet-related psycho-behavioral factors in young Japanese women. J Sports Med Phys Fitness, 2002; 42: 224-232.

《ソーシャルサポート等》
板倉正弥・岡浩一朗・武田典子・渡辺雄一郎・中村好男：成人の運動行動と運動ソーシャルサポートの関係. ウォーキング研究, 2003; 7: 151-158.

今後の課題としては，① 諸外国のように，身体活動・運動の頻度や強度，内容などの様々な基準による変容ステージ分類のための尺度開発が遅れている，② 変容プロセスや楽しみに関しては，信頼性や妥当性が確認された尺度が存在しない等があげられ，これらは早急に解決すべき点であろう。

◎行動変容ステージモデルの理論的背景

第5章
身体活動の媒介変数を評価・測定する

　本章では，4章で述べた身体活動の媒介変数をどのように測定するかを説明している。ここではそれぞれの質問票について説明し，実際の質問票を示し，最後に得点計算方法について述べている。クライアントに質問票に答えてもらう場合は，この質問票を用いるとよい。クライアントが全部の項目を記入しているか確認し，記入漏れがないように注意することが重要である。

　本章の質問票を選んだ理由は，それらが2章から4章までに示された重要な行動変容理論やモデルの概念，特に「変容プロセス」，「セルフ・エフィカシー」，「意思決定バランス」，「ソーシャルサポート」，「結果期待」，「楽しみ」をもとにして作られているからである。またこれらの質問票は，身体活動プログラムにおける行動変容の予測に役立つことが示されている。我々は，これらの質問票を活用してクライアントに重要な情報を与えることができると確信している。

変容プロセス (processes of change)

　我々が開発した質問票を使うと，クライアントの身体活動の変容プロセスの様子を把握することができる（Marcus, Rossi, Selby, Niaura & Abrams, 1992）。この質問票は様々な運動研究に利用されており，各項目の得点が高いほど，その人がより活動的になったということになる（Dunn, Marcus, Kampert, Garcia, Kohl & Blair, 1997）。変容プロセスとは，人がその思考や行動を変えるのに用いる方略やテクニックのことである。したがって，あなたのクライアントは，変容プロセスを多用することによって活動的なライフスタイルの国内ガイドラインを満たすことにつながる。

この質問票を3ヵ月ごとにクライアントに記入してもらうと，たとえクライアントが個人の身体活動目標を達成していなくても，行動変容に向けて進歩しているかどうかが分かる。クライアントがどれほど迅速に様々な変容プロセスを使えるようになるかは，そのクライアントが最初にあなたのもとへ来たときに，どの変容ステージにいたかによって大きな違いがある。またどの変容プロセスを初めに使うか，またどれほど迅速にそれを実施するかは，あなたがどのような仕事をしているかによっても異なる。例えば，あなたがフィットネスクラブの個人トレーナーであれば，クライアントにはまず行動変容を指導するだろうから，行動的プロセスを多く用いるようになるだろう。しかしあなたがコミュニティセンターやYMCAやYWCAで「アクティブリビングプログラム」(Blair, Dunn, Marcus, Carptenter & Jaret, 2001) のようなプログラムを実施していれば，クライアントの行動的プロセスの変化より，まず認知的プロセスの変化が現れてくるかもしれない。ほとんどの研究では，最初に認知的プロセスを多く用いるようにし，その後行動的プロセスを用いるようにすることが大事だと述べている。しかしこの順序は別に重要ではなく，定期的に身体活動を続けていくために，あらゆる（またはほとんどの）変容プロセスを多く用いることが必要なのだという研究もある（2章の変容プロセスの例を参照）(Marcus, Rossi et al., 1992)。

［変容プロセス（質問票5.1）：得点計算方法］

　それぞれのプロセスについて，各項目の得点を全部足し，それを4で割って平均値を出す（▶表5.1）。回答が2つ以下の場合は個々のプロセスの得点計算をしないこととする。

　それぞれの変容プロセスの平均点は1から5の範囲である。**表5.2**は，それぞれの変容ステージにいる人についての，各プロセスの4つの項目の平均値を示している。クライアントが定期的な身体活動プログラムを開始し，それを維持できるようにするため，これを指針として，現在変容プロセスのどのあたりにいるか，またどの部分に焦点を当てればよいかを把握することができる。多くのプロセスについて調べた調査結果が同じであれば，どれか1つのプロセスを選んでもよいし，あるいはクライアントと話し合って，いくつかのプロセスを選んで同時に取り組んでもよい。

◎行動変容ステージモデルの理論的背景

▶表5.1 変容プロセスの質問票：関連項目の分類

変容プロセス	項目
意識の高揚（知識を高める）	5, 8, 17, 28
情動的喚起（リスクに気づく）	11, 12, 13, 14
環境の再評価（他人にもたらす影響を気遣う）	30, 33, 34, 37
自己の再評価（恩恵を理解する）	15, 31, 35, 38
社会的解放（健康増進の機会を増やす）	10, 22, 32, 36
逆条件づけ（他の選択肢を用いる）	1, 21, 39, 40
援助関係の利用（ソーシャルサポートを得る）	16, 19, 24, 25
褒美（自分に褒美を与える）	7, 18, 20, 23
コミットメント（自分に約束する）	2, 4, 6, 27
環境統制（自分に思い出させる）	3, 9, 26, 29

▶表5.2 変容プロセスの質問票：ステージ別平均点

変容プロセス	ステージ1	2	3	4	5
意識の高揚（知識を高める）	1.88	2.57	2.76	3.11	2.99
情動的喚起（リスクに気づく）	1.92	2.41	2.26	2.72	2.46
環境の再評価（他人にもたらす影響を気遣う）	1.82	2.43	2.46	2.74	2.47
自己の再評価（恩恵を理解する）	2.14	3.13	3.22	3.66	3.28
社会的解放（健康増進の機会を増やす）	2.14	2.55	2.75	2.81	2.79
逆条件づけ（他の選択肢を用いる）	1.71	2.24	2.72	3.35	3.55
援助関係の利用（ソーシャルサポートを得る）	1.78	2.25	2.42	2.80	2.64
褒美（自分に褒美を与える）	1.52	2.25	2.54	2.99	3.01
コミットメント（自分に約束する）	2.08	2.94	3.17	3.83	3.68
環境統制（自分に思い出させる）	1.42	1.85	2.02	2.30	2.20

Questionnaire 質問票 5.1
変容プロセス

　身体活動や運動とは，ウォーキング，ジョギング，サイクリング，水泳，その他これらの活動と同程度かそれ以上の強度を持った活動のことです。
　以下のような経験をしたことが，運動習慣に影響を与える場合があります。あなたが現在，あるいは過去1ヵ月以内にこれらとよく似た経験をしたかどうか考えてみましょう。そして，それがどれほど頻繁に起きるか評価してみましょう。それぞれの経験について，最も適当と思われるものに○をつけてください。

　◎そのことを経験する頻度
　1＝一度も経験したことがない
　2＝めったに経験しない
　3＝ときどき経験する
　4＝よく経験する
　5＝頻繁に経験する

[1] 不活動にならず，何らかの身体活動を行っている。　　1 2 3 4 5
[2] 自分がその気になれば，身体活動することができると言い聞かせている。　　1 2 3 4 5
[3] 身体活動することを思い出せるよう，家にいろいろなものを置いている。　　1 2 3 4 5
[4] 自分は頑張れば身体活動することができると言い聞かせている。　　1 2 3 4 5
[5] 身体活動のもたらす個人的な恩恵について言われたことを思い出す。　　1 2 3 4 5
[6] 身体活動すると心に決めている。　　1 2 3 4 5
[7] 身体活動をしたら自分に褒美を与えている。　　1 2 3 4 5
[8] 身体活動をどうすれば生活の一部にできるかについて書いてあった記事や広告の情報について考える。　　1 2 3 4 5
[9] 身体活動することを思い出せるよう，仕事場にいろい

◎行動変容ステージモデルの理論的背景

　　　　ろなものを置いている。　　　　　　　　　　　1 2 3 4 5
[10] 身体活動しやすいように社会が変化していると思う。1 2 3 4 5
[11] 不活動でいると健康に悪いという警告が心に影響を
　　 与えている。　　　　　　　　　　　　　　　　　1 2 3 4 5
[12] 不活動でいることの弊害の劇的な描写が心に影響を
　　 与えている。　　　　　　　　　　　　　　　　　1 2 3 4 5
[13] 不活動なライフスタイルについて注意されると感情
　　 的に反応する。　　　　　　　　　　　　　　　　1 2 3 4 5
[14] 不活動でいることは身体に有害かもしれないと心配
　　 している。　　　　　　　　　　　　　　　　　　1 2 3 4 5
[15] 定期的に身体活動をすれば，自分はもっと健康で楽
　　 しい人間になれると思っている。　　　　　　　　1 2 3 4 5
[16] 身体活動で問題が生じたとき，頼れる人がいる。　1 2 3 4 5
[17] 身体活動についてもっと学ぼうとして，それについ
　　 てのいろいろな記事を読んでいる。　　　　　　　1 2 3 4 5
[18] 多くを期待しすぎて失敗するような高い目標ではな
　　 く，自分にとって現実的な身体活動の目標を設定し
　　 ようとしている。　　　　　　　　　　　　　　　1 2 3 4 5
[19] 身体活動をする気にならないときでも，そうするよ
　　 うに励ましてくれる健康な友達がいる。　　　　　1 2 3 4 5
[20] 身体活動をしているとき，自分は身体を大事にし，身
　　 体に良いことをしているのだと言い聞かせる。　　1 2 3 4 5
[21] やらなくてはならない嫌な仕事に費やす時間と違っ
　　 て，身体活動に費やす時間は，リラックスし，一日
　　 の心配事から回復できる特別な時間である。　　　1 2 3 4 5
[22] このごろ人が，自分に身体活動をするよう，盛んに
　　 勧めるようになったと思う。　　　　　　　　　　1 2 3 4 5
[23] 身体活動を増やすよう努力したら，それに対して自
　　 分に褒美を与えている。　　　　　　　　　　　　1 2 3 4 5
[24] 自分が身体活動をしないことを正当化していると指
　　 摘する人がいる。　　　　　　　　　　　　　　　1 2 3 4 5
[25] 自分の身体活動についてフィードバックしてくれる
　　 人がいる。　　　　　　　　　　　　　　　　　　1 2 3 4 5

[26]	不活動でいることを助長するようなものを取り除いている。	1 2 3 4 5
[27]	自分の健康は自分だけの責任で，身体活動するかどうかを決められるのは自分だけである。	1 2 3 4 5
[28]	身体活動に関する情報を探している。	1 2 3 4 5
[29]	ひょっとすると，不活動になるような環境で長期間過ごさないようにしている。	1 2 3 4 5
[30]	定期的に身体活動をしていれば，他人に対してもっと良い手本になれると思う。	1 2 3 4 5
[31]	身体活動をしたら自分はどんな人になるだろうと考える。	1 2 3 4 5
[32]	企業がフィットネス教室や運動をする時間を提供するようになり，従業員に身体活動を勧めることが多くなったのに気づく。	1 2 3 4 5
[33]	自分が不活動でいることが，周りの人にどんな影響を与えているのだろうと思う。	1 2 3 4 5
[34]	自分がもっと身体活動をすれば，他人にもっと健康になるよう影響を与えられることが分かる。	1 2 3 4 5
[35]	身体活動をしないといらいらする。	1 2 3 4 5
[36]	現在多くのフィットネスクラブではメンバーに託児サービスを行っていることを知っている。	1 2 3 4 5
[37]	自分がもっと身体活動をするようになれば，何人かの親しい友達もそうするようになるかもしれない。	1 2 3 4 5
[38]	定期的に身体活動をしていれば，もっと自分に自信が持てただろうと考える。	1 2 3 4 5
[39]	後で気分がよくなることが分かっているので，疲れていてもやはり身体活動をする。	1 2 3 4 5
[40]	緊張しているとき，身体活動は不安を軽減させるとてもよい方法である。	1 2 3 4 5

◎行動変容ステージモデルの理論的背景

セルフ・エフィカシー (self-efficacy)

　我々が開発した質問票を使うと，身体活動特有のセルフ・エフィカシーを測定することができる（Marcus, Selby, Niaura & Rossi, 1992）。このセルフ・エフィカシーの質問票は5項目からなる短いもので，セルフ・エフィカシーの主な構成要素を測定することができ，多くの身体活動研究に用いられている。人が活動的になればなるほど，セルフ・エフィカシーの得点は上がる。この質問票についても，3ヵ月ごとにクライアントに行うことを勧めたい。それでクライアントの得点が上がっていなければ要注意である。クライアントとなぜセルフ・エフィカシーが欠如しているのかを話し合う必要がある。なぜなら，身体活動をしてもうまくいかないというクライアントの思い込み自体が，活動的な生活を続けていくことの妨げになっているからである。

[セルフ・エフィカシー（質問票5.2）：得点計算方法]

　セルフ・エフィカシーの質問票の得点計算は，それぞれのクライアントについて5項目の平均値を出す。5項目のうち回答が未記入のものがあれば，得点計算前にクライアントに記入してもらう。得点が高いほどセルフ・エフィカシーが高いということになる。定期的な身体活動のプログラムを開始し持続していくうえで，セルフ・エフィカシーが高まることが大切である。

意思決定バランス (decisional balance)

　我々が開発した意思決定バランスの質問票を使うと，身体活動についての意思決定を測定することができる（Marcus, Rakowski & Rossi, 1992）。この質問票はクライアントが身体活動にどんなメリットやデメリットがあると考えているかを測定するものである。人がもっと活動的になるには，活動的になるうえでの多くのデメリットではなく，多くのメリットを認識することが必要であるということが研究で明らかになっている。時間の経過とともに身体活動のデメリットよりメリットを認識するようになるので，長期間にわたって活動的な身体活動を続けることが大切である。

[意思決定バランス（質問票5.3）：得点計算方法]

　メリットについての10項目とデメリットについての6項目の平均値を出す。

Questionnaire 質問票 5.2

自信 セルフ・エフィカシー

身体活動や運動とは，ウォーキング，ジョギング，サイクリング，水泳，その他これらの活動と同程度かそれ以上の強度を持った活動のことです。

次のような状況で，あなたはどれほど活動的でいられる自信があるか，最も適当と思われる番号に○をつけてください。

◎点数
1＝まったく自信がない
2＝少し自信がある
3＝まあまあ自信がある
4＝とても自信がある
5＝絶対に自信がある

［1］疲れているとき　　　　　　　1　2　3　4　5
［2］機嫌が悪いとき　　　　　　　1　2　3　4　5
［3］時間がないと思うとき　　　　1　2　3　4　5
［4］休暇中　　　　　　　　　　　1　2　3　4　5
［5］雨や雪が降っているとき　　　1　2　3　4　5

Marcus, Selby, et al., 1992

◎行動変容ステージモデルの理論的背景

メリット＝(項目1＋項目2＋項目4＋項目5＋項目6＋項目8＋項目9＋項目10＋項目12＋項目14) /10
デメリット＝(項目3＋項目7＋項目11＋項目13＋項目15＋項目16) /6

　平均値の差（メリット－デメリット）が意思決定バランスの点数になる。意思決定バランスの点数が0より大きければ，クライアントは活動的になるうえでデメリットよりメリットが多いと考えていることになる。点数が高いほど，クライアントはデメリットよりメリットが多いと考えていることになる。0点より低ければ，クライアントは活動的になるうえでメリットよりデメリットが多いと考えていることになる。マイナス点が大きいほど，クライアントはメリットよりデメリットが多いと考えていることになる。4章で述べたように，クライアントが身体活動について，もっと多くのメリットを認識し，デメリットを少なく感じることが重要である。あなたのプログラムがうまくいっていれば，この質問票の数字はマイナスからプラスへと転じ，さらに上昇の一途をたどることになる。

ソーシャルサポート (social support)

　身体活動研究では，一般のソーシャルサポートと身体活動だけについてのソーシャルサポートの両方を調べている。一般のソーシャルサポートと身体活動だけについてのソーシャルサポートを比べた研究では，両者がはっきり区別されることが分かった（Sallis, Grossman, Pinski, Patterson & Nader, 1987）。生活のほとんどの面に十分なソーシャルサポートを受けている（夫が家事を手伝ってくれる，一緒にいると気持ちが落ち着く友人や家族がいて，自分の気持ちや心配事を分かってくれる）と感じる人でも，身体活動についての関心をわかちあえて，アドバイスを与えてくれて，身体活動の時間が取れるように育児を手伝ってくれる人は少ないと思っている。よって，身体活動に関係する家族や友人からのソーシャルサポートを調査するために特別に作成された質問票を使うことを勧めている（Sallis et al., 1987）。クライアントは家族と友人からのソーシャルサポートの質問に対してそれぞれ回答する。この質問票は，過去3ヵ月

Questionnaire 質問票 ? 5.3

意思決定バランス

　身体活動や運動とは，ウォーキング，ジョギング，サイクリング，水泳，その他これらの活動と同程度かそれ以上の強度を持った活動のことです。
　あなたが身体活動をするかどうか決定するとき，次に述べることがらはどれくらい重要ですか。すべての項目について，以前どう思っていたか，あるいはこれからどう思うかではなく，いま現在の気持ちを答えてください。

◎点数
1＝まったく重要ではない
2＝少し重要である
3＝まあまあ重要である
4＝とても重要である
5＝絶対に重要である

[1] 定期的に身体活動をしていれば，もっと家族や友達のためのエネルギーがあるだろう。　　　1 2 3 4 5
[2] 定期的に身体活動をしていれば，精神的な緊張が緩和されるだろう。　　　1 2 3 4 5
[3] 身体活動をした後は疲れてしまって，毎日の仕事ができないだろう。　　　1 2 3 4 5
[4] 定期的に身体活動をしていれば，もっと自分に自信が持てるだろう。　　　1 2 3 4 5
[5] 定期的に身体活動をしていれば，もっとぐっすり眠れるだろう。　　　1 2 3 4 5
[6] 定期的に身体活動をするという決心を守れば，もっ

◎行動変容ステージモデルの理論的背景

questionnaire 5.3

	といい気分でいられるだろう。	1 2 3 4 5
[7]	自分が楽しめて，悪天候にも影響されない身体活動を見つけることが難しいだろう。	1 2 3 4 5
[8]	定期的に身体活動をしていれば，自分の身体がもっと好きになるだろう。	1 2 3 4 5
[9]	定期的に身体活動をしていれば，日常の肉体的作業をするのがもっと楽になるだろう。	1 2 3 4 5
[10]	定期的に身体活動をしていれば，ストレスが軽減されるだろう。	1 2 3 4 5
[11]	身体活動をすると，息切れがし，心臓がどきどきして，不快感がある。	1 2 3 4 5
[12]	定期的に身体活動をしていれば，自分の身体にもっと満足できるだろう。	1 2 3 4 5
[13]	定期的な身体活動は時間がかかりすぎるだろう。	1 2 3 4 5
[14]	定期的な身体活動をしていれば，人生についてもっと明るい見方ができるだろう。	1 2 3 4 5
[15]	定期的な身体活動をしていれば，家族や友達のための時間が少なくなるだろう。	1 2 3 4 5
[16]	一日が終わると，疲れ果てて身体活動ができない。	1 2 3 4 5

Marcus, Rakowski, et al., 1992.

Questionnaire 質問票 5.4
身体活動についての ソーシャルサポート尺度

　以下の質問は，あなたの身体活動に対するソーシャルサポートについてお聞きするものです。

　以下に，定期的に身体活動を行おうとしている人に対する周囲の人たちの言動を挙げています。よく読んですべての質問にお答え下さい。身体活動をしていない人には当てはまらない質問もあります。

　1つの質問について2つ答えてください。「家族」という欄には，過去3ヵ月間に同世帯に住む人が文章に書いてあるようなことを何回くらいあなたに言ったか，またはしたかを書いてください。「友人」という欄には，過去3ヵ月間にあなたの友人や知り合いや同僚が文章に書いてあるようなことを何回くらいあなたに言ったか，またはしたかを書いてください。

　◎次の点数表から1つ選んで，それぞれの欄に
　数字を入れてください。
　1＝一度もない
　2＝ほとんどない
　3＝何度かある
　4＝よくある
　5＝非常に頻繁にある
　0＝当てはまらない

　　　　　　　　　　　　　　　　　　　　　　　家族　友達
[1] 一緒に身体活動をした。　　　　　　　　　　____ ____
[2] 一緒に身体活動をしようかと申し出た。　　　____ ____
[3] 身体活動をすることを私に思い出させてくれた（「今夜は
　　運動をするの？」と尋ねられるなど）　　　　____ ____
[4] 私が活動プログラムを続けるよう励ましてくれた。____ ____
[5] 一緒に身体活動できるよう，自分の予定を変更してくれた。____ ____

◎行動変容ステージモデルの理論的背景

questionnaire 5.4

　　　　　　　　　　　　　　　　　　　　　　　　　　家族　友達
［6］　私と身体活動について話をした。　　　　　　　___　___
［7］　私が身体活動に費やす時間について文句を言った。　___　___
［8］　私が身体活動をすることを批判した，またはからかった。___　___
［9］　身体活動をすることに褒美を与えてくれた（私の好きなものをくれるなど）。　　　　　　　　　　　　　　　　___　___
［10］娯楽目的の外出時の計画に，身体活動を入れた。　___　___
［11］私の身体活動に関する行事の計画を立てるのを手伝ってくれた。　　　　　　　　　　　　　　　　　　　　　___　___
［12］どうすれば自分ももっと身体活動ができるようになるか，私に考えを求めた。　　　　　　　　　　　　　　___　___
［13］自分がどれほど身体活動をしたいと思っているかを話した。　　　　　　　　　　　　　　　　　　　　　___　___

J. Sallis et al., 1987" The development of scales to measure social support for diet and exercise behaviors," Preventive Medicine 16:825-836より複写許可済。

に得た運動に関係のあるサポートについて質問するものなので、どんな変化があったかを知るために3ヵ月おきにこの質問票に回答してもらうとよい。クライアントが友人からも家族からもソーシャルサポートについて低い点であった場合、これらの人々からのソーシャルサポートをもっと得るための方法を提案するとよい。なぜなら、高得点ほど健康的習慣を得ることに成功し、身体活動を続けて行っているということになるからである（Sallis et al., 1987）。

［ソーシャルサポート（質問票5.4）：得点計算方法］

まず質問7と8については、回答が1なら5点、2なら4点、3は3点、4は2点、5は1点というふうに配点を逆にして計算する。そして家族からのサポートについての全項目と、友人からのサポートについての全項目を別々に合計する。得点が高いほどこれらの人たちからのソーシャルサポートが多いと感じていることになる。

結果期待 (outcome expectations)

4章で述べたように、結果期待とは、身体活動のような特定の行動の遂行が望ましい結果につながると信じることである。いくつかの研究によると、運動への結果期待の大きい人ほど定期的な身体活動を行い、それを続けていく可能性が大きいことが分かっている。「運動への結果期待（OEE：Outcome Expectations for Exercise）尺度」(Resnick, Zimmerman, Orwig, Fursten-berg & Magaziner, 2000) を用いると、クライアントが身体活動に期待する恩恵の程度を測ることができる。この尺度は身体的、精神的な恩恵の両方について尋ねるものである。クライアントが身体活動に対して抱いている期待が低いことが分かれば、クライアントと話し合って、その身体活動の結果どんな恩恵を得たいと考えているのかを明らかにする必要がある。そうすることで結果期待が高められ、それが身体活動の向上にもつながるからである。

［結果期待（質問票5.5）：得点計算方法］

得点計算は9項目の得点を足して9で割り、全項目での平均値を出す。得点は1から5の範囲で、1は運動に対する結果期待が低いこと、5は結果期待が高いことを示している。この方法は結果期待の全体的な得点をみるのに用いられるが、各項目についてのクライアントの得点をみて、どの項目について恩恵が

◎行動変容ステージモデルの理論的背景

Questionnaire 質問票 ? 5.5

運動に対する結果期待

　以下の文章では，運動（ウォーキング，ジョギング，水泳，サイクリング，ストレッチ，ウェイトリフティングなど）の恩恵について述べています．これらの文章について，あなたがどの程度賛成か，または反対かを記してください．

運動とは…	強く反対	反対	反対も賛成もしない	賛成	強く賛成
[1] 私の身体をいい気持ちにさせてくれる．	1	2	3	4	5
[2] 全体的に私の気分をよくしてくれる．	1	2	3	4	5
[3] 疲れを取ってくれる．	1	2	3	4	5
[4] 筋力を高めてくれる．	1	2	3	4	5
[5] 私が好きな活動である．	1	2	3	4	5
[6] 個人的な達成感を与えてくれる．	1	2	3	4	5
[7] 頭の回転を機敏にしてくれる．	1	2	3	4	5
[8] 毎日の活動（身の回りの世話，炊事，買い物，簡単な掃除，ごみ出しなど）を行ううえで，持久性を高めてくれる．	1	2	3	4	5
[9] 骨を強くしてくれる．	1	2	3	4	5

少ないと考えているかを判断し，それらの項目を改善させるよう努力することができる。

楽しみ (enjoyment)

多くの身体活動の専門家は，人が長期間活動を続けるには，おそらく楽しいという感情が大きな役割を果たしていると考えている（Dishman, Sallis & Orenstein, 1985; Heinzelmann & Bagley, 1970; Martin & Dubbert, 1982; Wankel, 1985）。研究によると，楽しみはたしかに身体活動の継続に関係があることが明らかになっている（Kendzierski & DeCarlo, 1991; King, Taylor, Haskell & DeBusk, 1988）。「身体活動の楽しみ尺度（PACES：The Physical Activity Enjoyment Scale）」は18項目からなる調査票で，これはクライアントが運動をどの程度楽しんでいるかを判断するのに用いることができる。開発者によると，この調査票はどんな身体活動にも利用できるという（Kendzierski & DeCarlo, 1991）。この調査で得点が低いクライアントにはもっと楽しめる活動を見つけるか，活動を調整してつまらなさを減らすように手助けするとよい（活動中は音楽を聞く，高強度の活動より中等度の強度の活動にする，活動中にパートナーに話しかけるなど）。

[楽しみ（質問票5.6）：得点計算方法]

項目1，4，5，7，9，10，11，13，14，16，17については，次のように得点を計算する。

クライアントの回答が
1の場合，7点
2の場合，6点
3の場合，5点
4の場合，4点
5の場合，3点
6の場合，2点
7の場合，1点

◎行動変容ステージモデルの理論的背景

Questionnaire 質問票 ? 5.6

身体活動の楽しみ尺度

現在,あなたが身体活動についてどう感じているかを評価してください。以下に,身体活動に対する気持ちを挙げています。それぞれの項目について,あなたの気持ちを最もよく表していると思われる数字に✔をつけてください。

1 2 3 4 5 6 7

[1]	楽しんでいる	嫌でたまらない
[2]	退屈	面白い
[3]	嫌い	好き
[4]	楽しいと思う	楽しくないと思う
[5]	身体活動にとても熱中している	身体活動にまったく熱中していない
[6]	全然楽しくない	とても楽しい
[7]	元気がでる	くたびれる
[8]	気分が落ち込む	明るい気持ちになる
[9]	とても愉快だ	とても不愉快だ
[10]	身体活動をしていると体調がいい	身体活動をしていると体調が悪い
[11]	とても活気づく	全然,活気づかない
[12]	身体活動をしていると非常にいらいらする	身体活動をしているとまったくいらいらしない
[13]	とても満足がいく	まったく満足がいかない
[14]	とても爽快である	まったく爽快でない
[15]	全然刺激的ではない	とても刺激的である
[16]	強い達成感を感じられる	まったく達成感が感じられない
[17]	とてもいい気分転換になる	まったく気分転換にならない
[18]	何か別のことをしているほうがましだ	これ以外に何も別のことをしていたいと思わない

D. Kendzierski and K. J. DeCarlo, 1991," Physical activity enjoyment scale: Two validation studies," Journal of Sport & Exercise Psychology 13（1）:62-63より転載許可済.

全項目を合計する。得点が高いほど身体活動から得る楽しみが大きいということになる。この質問票をクライアントに定期的に実施し（毎月または隔月），だんだんスキルや体力が高まるとともに，楽しみも増えているかどうかをみることができる。あるいはクライアントにもっと身体活動を楽しくできるような提案をし，クライアントがその提案を試した後，この質問票に答えてもらうこともできる。こうすることで，どうすればクライアントが活動をもっと楽しめるかを判断することができる。

結論

本章では，身体活動の行動変容のいくつかの重要な媒介変数の測定方法について説明した。すなわち，様々な質問票の使用理由，実際の質問票，得点計算方法を示している。次章では，この情報を実際に活用し，個人が定期的に身体活動できるように手助けをする，すなわち変容ステージを用いたプログラムについて説明することにしよう。

文献

◎Blair, S.N., Dunn, A.L., Marcus, B.H., Carpenter, R.A., & Jaret, P.(2001). Active living every day. Champaign, IL: Human Kinetics.
◎Dishman, R.K., Salis, J.F., & Orenstein, D.R.(1985). The determinants of physical activity and exercise. Public Health Reports, 100, 158-170.
◎Dunn, A.L., Marcus, B.H., Kampert, J.B., Garcia, M.E., Kohl, H.W., Ⅲ, & Blair, S.N.(1997). Reduction in cardiovascular disease risk factors: 6-month results from Project Active. Preventive Medicine, 26, 883-892.
◎Heinzelmann, F., & Bagley, R.W.(1970). Response to physical activity programs and their effects on health behavior. Public Health Reports, 85, 905-911.
◎Kendzierski, D., & DeCarlo, K.J.(1991). Physical activity enjoyment scale: Two validation studies. Journal of Sport and Exercise Psychology, 13, 50-64.
◎King, A.C., Taylor, C.B., Haskell, W.L., & DeBusk, R.F.(1988). Strategies for increasing early adherence to and log-term maintenance of home-based exercise training in healthy middle-aged men and women. American Journal of Cardiology, 61, 628-632.
◎Marcus, B.H., Rakowski, W., & Rossi, J.S.(1992). Assessing motivational readiness and decision making for exercise. Health Psychology, 11, 257-261.
◎Marcus, B.H., Rossi, J.S., Selby, V.C., Niaura, R.S., & Abrams, D.B.(1992). The stages and processes of exercise adoption and maintenance in a worksite sample. Health Psychology, 11, 386-395.
◎Marcus, B.H., Selby, V.C., Niaura, R.S., & Rossi, J.S.(1992). Self-efficacy and the stages of exercise bahavior change. Research Quartely for Exercise and Sport, 63, 60-66.
◎Martin, J.E., & Dubbert, P.M. (1982). Exercise applications and promotion in behavioral medicine: Current status and future directions. Journal of Consulting and Clinical Psychology, 50, 1004-1017.
◎Resnik, B., Zimmerman, S.I., Orwig, D., Furstenberg. A., & Magaziner, J.(2000). Outcome expectations for exercise scale: Utility and psychometrics. Journal of Gerontology: Social Sciences, 55B, S352-S356.
◎Sallis, J.F, Grossman, R.M., Pinski, R.B., Patterson, T.L., & Nader, P.R.(1987). The development of scales to measure social support for diet and exercise behaviors. Preventive Medicine, 16, 825-836.
◎Wankel, L.M.(1985). Personal and situational factors affecting exercise involvement: The importance of enjoyment. Research Quarterly for Exercise and Sport, 56, 275-282.

◎行動変容ステージモデルの理論的背景

第**6**章
行動変容ステージモデルを用いた身体活動介入の成功例

　心理療法の分野において，この数年人気が高まってきているのは「クライアントに合わせた治療法（client-treatment matching）」という考え方である。プログラムはクライアントごとの特徴やニーズに合ったものでなければならないという考え方で，禁煙や減量用プログラムでもこの考え方は受け入れられつつある。しかし，身体活動プログラムを対象集団にどのように合わせるかについては，我々はまだ学び始めたばかりである。この考え方が運動や身体活動プログラムの領域にたどりつくまでには長い時間がかかった。それは一部に，つい最近まで，体を動かすことの少ないライフスタイルが大きな公衆衛生上の問題として国家レベルの認識に至っていなかったということがある（USDHHS, 1996; Fletcher et al., 1992; Pate et al., 1995）。ほとんどの大都市や，一部の地方には，いくつもの体育館や地域の運動プログラムやフィットネスクラブがあり，大部分の人にとって運動するための資源は揃っている。だがやはり，国民の多くは体を動かすことが少なく，運動プログラムを始めても，それを長期間続けていない人が大半を占めている（Dishman, 1994）。それ故，今こそ身体活動促進のためにクライアントに合わせたプログラムを真剣に考えるべきときだと思われる。

　行動変容ステージモデルは，行動変容に対する動機付けの準備性レベルが人によってそれぞれ異なるという考えに基づいて作られたものである。したがってプログラムでは，望ましい行動変容をもたらそうと思えば，それぞれ違った手順や技法を使う必要がある。また当然プログラムの目標も個人または集団の行動変容への動機付けレベルによって異なってくる。たとえば，前熟考期（行動を変えようと思わない）から始めたクライアントのプログラムの目標は，ク

ライアントが健康や身体イメージや自尊感情の向上など，身体活動がもたらす恩恵についての記事を読むとか，1週間に1～2回，10分間のウォーキングをしてみるとかして，自分の行動を変えることについて考え始めるようにさせる。対照的に準備期（何らかの身体活動をしている）のクライアントのプログラム目標は，クライアントが毎日10分間のウォーキングができるようになったら，その後，週に5日以上，1日につき合計30分以上のウォーキングができるようにさせるというようなことである。

　本章では，行動変容ステージモデルを用いたいくつかの身体活動プログラムを紹介していく。これまでのプログラムは，すでに身体活動をしている人には魅力的だったが，身体活動をしていない人にとってはなかなか近寄りがたいものであった。これまでのプログラムにつけられた名前までが，近寄りがたさを助長していたかもしれない。例えば，あるプログラムは「体力をつけよう（Get Fit）」という名前だった。当然ながら，このプログラムにはすでに身体活動をしていて，更なる体力づくりや体力を維持したいという人ばかりが集まった。熟考期の人を対象としたプログラムには，「行動を起こすことを考えよう：イマジン・アクション（Imagine Action）」や「健康のために始めよう：ジャンプスタート・トゥ・ヘルス（Jump Start to Health）」といった名前がつけられている。

行動を起こすことを考えよう：イマジン・アクション：地域型プログラム

　「イマジン・アクション」キャンペーンは，自治体が行っている地域型の身体活動プログラムであった（Marcus, Banspach, Lefebvre, Rossi, Carleton & Abrams, 1992）。参加者は成人で，職場を通じて申し込んだり，広告をみて申し込んできた。やる気のある参加者へはプログラムの紹介と，「これは体を動かすことの少ない生活をしていたり，なかなか運動することができないという人にぴったりのプログラムです」と，説明された手紙が送付された。申込者は自分の身体活動レベル，氏名，住所，性別，生年月日を書いて送り，スタート時にはTシャツが無料で頒布された。参加者の平均年齢は42歳で，77%が女性であった。最初の時点では39%が熟考期（行動を変えようと思っている），37%が準備期（何らかの身体活動をしている），24%が実行期（十分な身体活動をしている）であった。

◎行動変容ステージモデルの理論的背景

　これは6週間のプログラムで，その人のステージに合ったセルフヘルプマニュアルと身体活動マニュアルが与えられ，週1回で行われるお楽しみウォーキングと夜間運動教室に参加するという構成になっている。その人のステージに合った教材とは，運動継続に関する研究文献をもとに，行動変容ステージモデル，社会的認知理論，意思決定理論などについて書かれていた。熟考期用のマニュアルは「あなたのためのプログラム（What's in It for You）」というタイトルで，もっと活動的になることによる恩恵（体重管理など）や活動的になることを妨げている障壁（活動に時間がかかりすぎるなど），活動の社会的恩恵（クラスの人たちに会える，友達とウォーキングするなど），活動を増やしたら自分自身に報酬を与えること（ウォーキングの回数が1週間に1回から2回に増えたら新しいCDを買うなど），ライフスタイルの中で身体活動を増やすこと（エレベーターではなく階段を使うとか，駐車場の遠いところに車を停めるなど）についての情報が盛り込まれた。

　準備期用のセルフヘルプは「行動のための準備をしよう（Ready for Action）」というタイトルになっていた。なぜならこのグループは何らかの活動には参加しているものの，毎日30分の中等度の強度の活動，または週に3～5回の高強度の活動を20分行うという目標には至っていなかったからである。このマニュアルは身体活動のデメリットとメリットに重点を置き，長期（週に5回，30分ウォーキングをするなど）および短期（毎日ウォーキングの時間を作るなど）の活動目標の設定，活動に対する自分自身への褒美，忙しいスケジュールの中に活動を取り入れるタイムマネジメント（テレビでニュースを見ている間に，ウォーキングマシンでウォーキングするなど），ウォーキング・プログラム作成の詳細なことなどを述べていた。

　実行期用のセルフヘルプマニュアルは，「続けよう（Keep it Going）」というタイトルであった。それは，このステージにいる人たちは定期的に活動しているとはいえ，まだその期間は短く，準備期へ逆戻りする危険性があったからである。このマニュアルは逆戻りにつながるかもしれない問題が発生した状況（病気，怪我，億劫など），目標設定，自分に褒美を与えること（自賛などの内的報酬，自分自身に花を買うなどの外的報酬），退屈にならないようにするためにいろいろな種類のエクササイズを取り入れるクロストレーニング，怪我の予防，ソー

シャルサポートの獲得（一緒に身体活動ができる仲間や活動的なライフスタイルを支援してくれる人を見つけるなど）といったようなことがらに重点を置いていた。

リソースマニュアルは，地元自治体が無料または安い費用で提供している様々な身体活動のオプションについて説明したもので，低強度，中等度の強度，高強度，と強度に応じたいろいろな教室があった。これらの身体活動オプションは，お楽しみウォーキングや無料での軽い強度の運動教室（例えば初心者のための軽いエアロビクスやバレーボール）などを地元の施設で提供していた。

このプログラムのおかげで，スタート時に熟考期だった人のうち30％が，準備期だった人のうち61％が実行期（十分な身体活動をしている）へ進んだ。さらに，熟考期だった人のうちの31％は準備期へと進んだ。最初に準備期だった人の4％と，実行期だった人の9％がそれより前のステージへ逆戻りした。これらの調査結果により，安い費用で比較的軽度のプログラムでも，身体活動に大きな変化を生み出せるということが明らかになった。

健康のために始めよう：ジャンプスタート・トゥ・ヘルス：職域型プログラムの研究

「健康のために始めよう：ジャンプスタート・トゥ・ヘルス」の研究では，健康だが体を動かすことの少ない従業員のために，職場でステージに合った身体活動プログラムを活用することの有効性を検証した（Marcus, Emmons, et al., 1998）。この研究実施を職場のあちらこちらに掲示し，従業員の中から参加者を募った。参加者は無作為に，その人のステージに合ったセルフヘルププログラムかステージと関係のないセルフヘルププログラムのどちらかに振り分けられた。このプログラムでは，開始時と1ヵ月後に印刷資料を与えた。参加時の準備性やその他身体活動習慣についての情報は，各職場で一連の質問票を個々に記入してもらって判断した。ほとんどの職場では，従業員に勤務時間中に時間を割いて，質問票に記入してもらった。職場によっては休憩時間や昼食時間，勤務終了後に記入してもらった。質問票に記入してもらった従業員にはポップコーンと飲み物が無料で提供された。さらに，参加した従業員には，ロードアイランド州の1ドル宝くじが与えられた。

自分のステージに合ったグループに振り分けられた参加者は，調査開始時に，その人の変容ステージに合ったマニュアルを手にした（▶図6.1）。1ヵ月後に

◎行動変容ステージモデルの理論的背景

　また自分の現在のステージに合ったマニュアルと次のステージのマニュアルを受け取った。前熟考期の人（行動を変えようと思わない）向けのマニュアルは「こんなの必要かしら（Do I Need This?）」というタイトルで，身体活動のメリットと，参加者が活動的になるのを妨げている障壁についてもっとよく知ってもらうことに重点を置いた。このマニュアルでは特に毎日の運動を始めるようにとは提案しなかった。行動を変えようと思っている人（熟考期）向けのマニュアルは「やってみれば好きになるよ（Try It, You'll Like It）」というもので，不活動なままでいるのはなぜか，何のためにもっと活動的になるのかということについて述べ，さらに自分自身に褒美を与えるようにすること，現実的な目標を設定することについても記述した。

　準備期の人（何らかの身体活動をしている）向けのマニュアルは「ただいま進行中（I'm on My Way）」というタイトルで，活動によってもたらされるメリット，目標の設定，安全で楽しい活動の秘訣，定期的な活動の障壁となるものは何かを取り上げた（時間がない，疲れきっているなど）。実行期の人（十分な身体活動をしている）向けのマニュアルは「そのまま続けよう（Keep It Going）」というタイトルで，定期的な運動のメリット，やる気の維持，自分自身への褒美，活動的でいられるという自信の向上，障壁の克服といったテーマについての情報を提供した。維持期の人（身体活動を習慣化している）向けのマニュアルは「もう止まらない（I Won't Stop Now）」というタイトルで，主に，定期的な活動がもたらすメリット，怪我からの回避，目標の設定，様々な活動，自分自身への褒美，今後の計画のことを強調した。

　自分のステージと関係ないグループに入った人には，全員に米国心臓協会のマニュアル（AHA, 1984a, 1984b, 1984c, 1984d, 1989）が与えられた。この印刷教材は非常に優れた内容であり，容易に入手できるという理由から，比較介入方法として選ばれた。

　プログラム開始時と3ヵ月後に，参加者に質問票に回答してもらった結果，ステージに合ったグループの方が，ステージと関係ないグループより活動的になった人が多かった（37％対27％）。ステージに合わせた手法は特に，前熟考期，熟考期，準備期でプログラムに参加した人に効果的だった。これらはクライアントとして最も多いタイプなので，この結果は特に注目に値する。

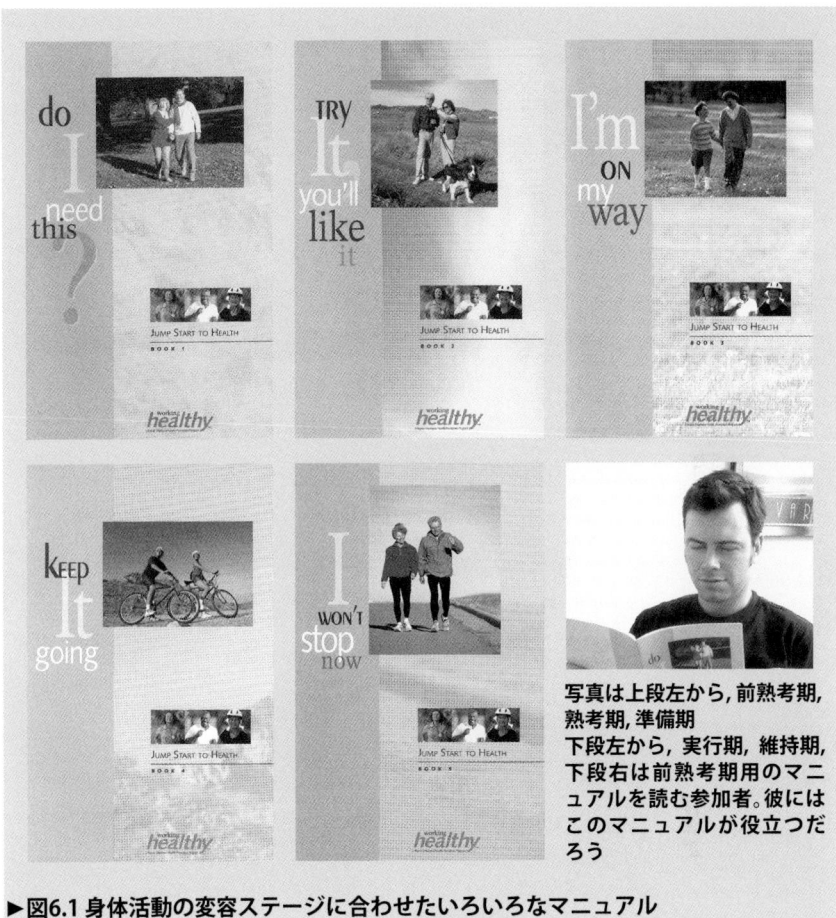

▶図6.1 身体活動の変容ステージに合わせたいろいろなマニュアル

写真は上段左から，前熟考期，熟考期，準備期
下段左から，実行期，維持期，
下段右は前熟考期用のマニュアルを読む参加者。彼にはこのマニュアルが役立つだろう

始めよう：ジャンプスタート：地域型プログラムの研究

　地域型プログラムの研究では，標準的なプログラム（AHA, 1984a, 1984b, 1984c, 1984d, 1989）と個人のステージに合わせたプログラムとを比較した。個人のステージに合わせたプログラムでは，参加者が身体活動についての質問票を記入するたびに個別にフィードバックを与えた（Marcus, Bock, Pinto, Forsyth, Roberts & Traficante, 1998）。このフィードバックの目的は，その参加

◎行動変容ステージモデルの理論的背景

者の行動と他の成功した人の行動とを比較し，その参加者に合ったアドバイスを与えることであった。参加者に前回の質問票に回答したときからどれほどの変化があったかを知らせ，また長期的な身体活動を続けるうえで重要だと思われる様々な方略や技法について，自分が前進しているのか，後退しているのか，それとも同じところで止まっているのかが分かるようにした。

　以下に，このようなフィードバックの2種類の例を挙げてみる。最初の例は，一個人と成功した他の参加者とを比べたものである。

「あなたの回答をみると，定期的な運動のもたらす恩恵をよく認識されていることが分かります。これは，同じプログラムで大きな進歩があった人たちと共通しています。あなたはすでにある程度の運動をされているので，これからは徐々に運動のレベルを上げ，あなたの生活の中で頻繁に，より確実に運動を行うようにしていくことが大切です。今は定期的に運動することを妨げているものは何かを考えてみるときだと思われます。これから出くわすかもしれない問題について準備しておくことは，運動プログラムを続けていくうえで大変有効です。困難なときでも運動を続けられるように，どういうふうに考えどのような行動を取ればよいかをあらかじめ考えておくことは，障害を乗り越えるためのよりよい準備になります。」

　2例目は，前回の評価からどれほど変化があったかについてのフィードバックである。

「あなたの回答をみると，前回に比べて自分自身の健康や安寧により責任を持つようになられたことが分かります。また自分自身を信じ，自分はこれからも運動を続けていくことができると確信することの重要性にもより気づかれています。これは素晴らしいことです。しかし，運動し続けることに成功した人たちに比べると，それでもまだ考えることがやや少ないように思われます。
　さらに前進するため，もっと運動しようという決意を固めてみましょう。これまでにあなたがしてきたこと，達成した業績，たどりついた目標について考えてみましょう。そして短時間のウォーキングをするとか，毎日の運動をもう

数分長く行うとか，できそうなことでいいですから，小さな目標を加えてみましょう。こうすることで，「自分もできるんだ」という達成感を強めることができます。」

　個別のフィードバックは，動機付け，もっと活動的になるための認知的・行動的な方略，運動のデメリットとメリット，セルフ・エフィカシー，1週間に身体活動をする時間などのテーマに関して行った。参加者にはプログラム開始時の質問票に回答したとき，印刷された報告書と自分のステージに合ったマニュアルを渡した。さらに，1ヵ月後，3ヵ月後，6ヵ月後にも同様のことを行った。

　この結果，個人に合わせたプログラムを受け取った参加者の方が，標準的な身体活動促進マニュアルを受け取った参加者より，身体活動推奨レベルを達成し（少なくとも1週間のうち5日，1日に30分の身体活動をする），12ヵ月の追跡期間においてもその活動を続けていた人が多かった（Marcus, Bock, Pinto, Forsyth, Roberts & Traficante, 1998; Bock, Marcus, Pinto & Forsyth, 2001）。よってこの調査から，個人の特徴に合わせたマニュアルを用いることが，身体活動を増加させることに役立つことが分かる。

プロジェクト・アクティブ：地域型プログラムの研究

　プロジェクト・アクティブも行動変容ステージモデルに基づいたプログラムで，開始から18ヵ月間，参加者を追跡できるという利点があった（Dunn, Marcus, Kampert, Garcia, Kohl & Blair, 1999）。プロジェクト・アクティブは2年間の調査で，ライフスタイル身体活動プログラム（参加者に実践できるときには，10分間のウォーキングをするよう勧める）と，体系的な運動プログラム（立派なジムの無料会員権を提供する）とを比べた。これは，ライフスタイルの中に身体活動を取り入れた方法がもたらす身体的かつ心理的恩恵と，個人の行動変容への動機付けやその人独自の障壁などを考慮することが難しい従来の体系的な運動プログラムの恩恵とを比較するための比較研究であった。

　ライフスタイルの中に身体活動を取り入れたグループの各人は，プログラム開始から4ヵ月間，毎週1時間ずつ行動志向ミーティングに出席し，その後は

◎行動変容ステージモデルの理論的背景

徐々に回数を減らしていった。ミーティングで話し合ったテーマは9章に述べるが，例えば次のようなものである。
◎活動について現実的な目標を設定する
◎自分が活動的でいられるよう支援者を見つける
◎自分が活動したことについてどうやって報酬を与えるかを学習する

　体系的なグループの参加者は6ヵ月間のフィットネスセンター会員権を与えられ，運動トレーナーから，多くのヘルスクラブで行われているようなサポートを受けることができた。こちらのグループの参加者は，最終的には週に5日，30分以上の持続的な運動ができるようにするため，徐々にその運動量を増やしていった。

　6ヵ月間のプログラム終了後には，開始時に比べて両グループともはるかに活動的になっていた（Dunn, Garcia, Marcus, Kampert, Kohl & Blair, 1998）。さらに参加者の30％が，週に5日以上，1日30分以上の中等度の強度の身体活動に参加するようにというCDC/ACSMの勧告をクリアしていた。丸2年間の調査期間終了後には，プログラム開始時に比べて，両グループとも依然としてエネルギー消費や心肺機能の向上がみられた（Dunn et al., 1999）。このように，置かれた状況にかかわらず，クライアントには元気づける幅広い種類の活動を勧めてよいと思われる。ライフスタイルの中に身体活動を取り入れた手法は多くの人，特に前熟考期や熟考期から始める人に最適といえよう。プロジェクト・アクティブのカリキュラムは，ヒューマン・キネティクス社が出版している『アクティブ・リビング・エブリデイ（活動的な毎日の生活）』(Active Living Every Day) という本を使った。

結論

　全体的にみて，本章で説明した研究はどれも，その人のステージに合った手法を使うと，より活動的なライフスタイルを送れるようになるということを示している。また，個人の行動変容への動機付けレベルに関係なく，プログラムと参加者の動機付けの準備性レベルと合っている方が，全員が同じ情報を受け取る単一型の介入より効果的な手法であることも示している。個人に合わせた情報提供が重要であることが分かった。あなたの仕事でも，このように個人に

合わせた情報提供をそのまま応用できるかどうか分からないが，いずれにせよ重要であることに変わりはない。

　もう1つ重要な結果として明らかになったことは，効果的なプログラムであるためには，必ずしもこれまでのようにジムに通うタイプのプログラムでなくてもよく，ライフスタイルの中に活動を取り入れたプログラムでも，多くのクライアントが望むような健康や体力の向上に非常に効果的であるということだ。

　これで第1部は終わる。ここでは変容ステージを測定するための理論的根拠や方法について重点的に述べた。第2部では主に，変容ステージを，個人，集団，職域，地域にどう応用すればよいかみていくことにしよう。

文献

◎American Heart Association.(1984a). Dancing for a healthy heart. Dallas: Author.
◎American Heart Association.(1984b). Running for a healthy heart. Dallas: Author.
◎American Heart Association.(1984c). Swimming for a healthy heart. Dallas: Author.
◎American Heart Association.(1984d). Walking for a healthy heart. Dallas: Author.
◎American Heart Association.(1989). Cycling for a healthy heart. Dallas: Author.
◎Bock, B.C., Marcus, B.H., Pinto, B., & Forsyth, L.(2001). Maintenance of physical activity following an individualized motivationally tailored intervention. Annals of Behavioral Medicine,23,79-87.
◎Dishman, R.K.(1994). Advances in exercise adherence. Champaign, IL: Human Kinetics.
◎Dunn, A.L., Garcia, M.E., Marcus, B.H., Kampert, J.B., Kohl, H.W. & Blair, S.N.(1998). Six-month physical activity and fitness changes in Project Active: A randomized trial. Medicine and Science in Sports and Exercise, 30, 1076-1083.
◎Dunn, A.L., Marcus, B.H., Kampert, J.B., Garcia, M.E., Kohl, H.W., Ⅲ, & Blair, S.N.(1999). Comparison of lifestyle and structured interventions to increase physical activity and cardiorespiratory fitness: A randomized trial. Journal of the American Medical Association, 281, 327-334.
◎Fletcher, G.F., Blair, S.N., Blumenthal, J., Casperson, C., Chaitman, B., Epstein, S., et al.(1992). American Heart Association position statement on exercise. Dallas: American Heart Assocication.
◎Marcus, B.H., Banspach, S.W., Lefebvre, R.C., Rossi, J.S., Carleton, R.A., & Abrams, D.B.(1992). Using the stages of change model to increase the adoption of physical activity among community participants. American Journal of Health Promotion, 6, 424-429.
◎Marcus, B.H., Bock, B.C., Pinto, B.M., Forsyth, L.H., Roberts, M.B., & Traficante, R.M.(1998). Efficacy of an individualized, motivationally-tailored physical activity intervention. Annals of Behavioral Medicine, 20, 174-180.
◎Marcus, B.H., Emmons, K.M., Simkin-Silverman, L.R., Linnan, L.A., Taylor, E.R., Bock, B.C., et al.(1998). Evaluation of motivationally tailored vs. standard self-help physical activity interventions at the workplace. American Journal of Health Promotion, 12, 246-253.
◎Pate, R.R., Pratt, M., Blair, S.N., Haskell, W.L., Macera, C.A., Bouchard, C., et al.(1995). Physical activity and public health: A recommendation from the Centers for Disease Control and Prevention and the American College of Sports Medicine. Journal of the American Medical Association, 273, 402-407.
◎U.S. Department of Health and Human Services.(1996). Physical activity and health: A report of the Surgeon General. Atlanta, GA: Centers for Disease Control and Prevention, National Center for Chronic Disease Prevention and Helath Promotion.

Column 3 コラム

行動変容ステージモデルに基づく身体活動介入研究への批判
介入の長期的効果について

6章では,地域や職域における行動変容ステージモデルに基づいた身体活動介入研究の成功例が紹介されているが,その有効性,特に介入の長期的効果について疑問を投げかける研究者も存在する。

アダムスとホワイト(2003)は,行動変容ステージモデルに基づくこれまでの身体活動介入研究をレビューし,15研究のうちの11の研究(73％)において,対照群よりも介入群の方が6ヵ月未満の短期的な行動変容に関して効果があることを示している。一方,彼らは6ヵ月以上の長期的な行動変容への効果に関しては,7研究のうちの2つの研究(29％)しかその効果を証明できていないことを報告した。このような知見は他のレビュー(Riemsma et al., 2002)によっても支持されている。アダムスとホワイト(2005)の指摘から,行動変容ステージモデルに基づく身体活動介入研究の長期的効果が認められない主な理由は,以下のようにまとめることができる。

◎ターゲットである身体活動・運動行動自体が,タバコや飲酒をやめる,やめないといった比較的理解しやすい単純な行動ではなく,様々な要素を含む非常に理解しにくい複雑な行動であるため

◎行動変容ステージモデルに基づいた介入を行う場合には,対象者の現在の変容ステージを精確に把握することが非常に重要であるが,これまでの研究の多くが変容ステージを把握する際に適切な評価を行っていないため

◎身体活動・運動行動は,変容プロセスやセルフ・エフィカシー,意思決定バランスといった行動変容ステージモデルに想定されている要因以外の様々な要因(例えば,ソーシャルサポート等)によって規定されているため

◎行動変容ステージモデルに基づいた身体活動介入研究のアウトカムとして変容ステージが用いられることがあるが,変容ステージの移行が必ずしも実際の身体活動量や運動実施頻度の変化と対応していないため

◎行動変容ステージモデル,特に各変容ステージに応じた身体活動介入そのものが非常に複雑であるうえに,その評価として各ステージに対する介入が本当に妥当であったのか否かの検討が十分に行われていないため

今後,行動変容ステージモデルを応用した身体活動介入研究や実践の効果を検証していく際には,これら5つの点に配慮しながら,介入の長期的効果の検討を行っていく必要があるだろう。

第2部

行動変容ステージモデルを応用した介入

◎行動変容ステージモデルを応用した介入

第7章
身体活動パターンと体力の評価

クライアントに身体活動を行った経過を記録してもらうことは有用である。そうすることで、クライアントが現在何を行っているかが正確に把握でき、目標を達成するための短期的・長期的な計画を立てるのにも役立つからである。まず重要なことは、行動パターンを把握することである。クライアントがどのように時間を過ごしているかを把握することで、何もしていない時間に活動を取り入れたり、少ししか活動していない時間にさらに多くの活動を取り入れたりというような選択肢を考えることができる。本章では、活動パターンを把握するための様々な方法を紹介する。まず、身体活動パターンを調べるために、2章で紹介した変容ステージの質問紙を活用することについて述べる。また、1回10分および30分を1単位とし、低強度、中等度の強度、高強度の活動を記録する方法と活動強度にかかわらず、1日に行ったすべての活動内容を記録する方法について説明する。次に、歩数計を使用し身体活動を記録する方法について紹介するとともに、安静時の心拍数と0.5マイル（0.8キロメートル）の歩行時間から体力を評価する方法についても紹介する。そして最後に、これらの方法を同時に1人以上の対象に使用する方法についても述べることにする。身体活動の測定方法についてさらに詳しく学びたい方は、「Medicine and Science in Sports and Exercise」の1997年特別号と、「Research Quarterly for Exercise and Sports」の2000年特別号でこのテーマを取り上げているので、そちらを参照されたい（" A Collection," 1997, "Measurement of PA" 2000）。

2章では、変容ステージをどう判断するかについて述べた。変容ステージの質問紙からは、活動的な時間が1日何回あるかとか、活動が一度にまとめて行

われているのか，1日の中で短い時間であるが数回に分けて実施されているかといった身体活動パターンの情報は得られない。しかし，現在の活動レベルや今後の活動への参加意欲については把握することができる。この質問紙は，1日に何分身体活動を行うか，どんな種類の活動を行うかといった詳細な情報が得られる質問紙と一緒に用いることで非常に役に立つものとなる。もしあなたが，行動全体のパターンと活動への参加意欲を知ることを目的としているのであれば，変容ステージの質問紙だけで十分といえる。この質問紙はとても短いものだが，この方法から得られる得点は実際の身体活動時間と関連することが研究で明らかになっている（Marcus & Simkin, 1993）。

身体活動記録

活動的なライフスタイルを送りたいと願う多くの人にとって，「時間がない」ことは一番の問題である。だからこそ，クライアントに自分がどのように時間を使っているか記録をさせることが大切なのである。クライアントの時間の使

▶ 表7.1 活動例

活動種類	中等度	高強度
家事	カーペットの掃除機がけ, 窓ふき, 床磨き	家具の移動, 雪かき, 薪割り
仕事	通勤での速歩	重機の使用, 消防活動, トラックの荷の上げ下ろし, レンガ積み
余暇	社交ダンス	ポップダンス
ガーデニング	落ち葉掃き, 芝刈り(手押し), 草抜き	シャベルで穴を掘る, 中程度から重い荷物を運ぶ, 畑を耕す, 草木の植え替え
スポーツ	バレーボール, 卓球, ゴルフ(カートなし), 太極拳, フリスビー	縄跳び, バスケットボール, ラケットボール, サッカー, 登山あるいはロッククライミング
ウォーキング	1マイルを15〜20分で歩く	ランニング, 階段を上る

い方が把握できれば，座業の時間や低強度の活動に費やす時間を中等度の強度の活動時間に変えるようにアドバイスができるからである。例えば，クライアントに子どもが裏庭で遊んでいるのをみている時間があるとすれば，その時間を使って子どもと自転車に乗ったり，自然の中を散策したりするようアドバイスできる。このように身体活動の時間をもっと増やすということよりも自分の時間を再構築するようなアドバイスが可能になる。

　中等度から高強度の活動を行うことが健康によいことは明らかになっているが，低強度の活動についてはわかってはいない。**表7.1**は，活動分類とその分類で中等度，高強度に該当する活動例を挙げたものである。

　クライアントに，これら様々な種類の活動に費やす時間の合計を記録してもらうとよい。できれば，1週間に行ったことを思い出して記入してもらうよりは，活動を行った後すぐに記入してもらう方がよい。クライアントがこれらの情報を記録するための書式を本章最後の96ページ**図7.4**に提示した。この用紙を用いてもよいし，これをもとにして，クライアントに記録してもらいたい内容を組み込んだ独自の書式を作成してもよいだろう。

　図7.4の書式を使用すると，あなたかクライアントの判断によるが，10分間の活動，30分間の活動，もしくは両方の活動を記録することが可能である。10分であれば活動の内容全体を覚えていられるのでかなり正確な記録が得られる。このような点からも最低10分間の活動を記録することをお勧めする。毎日10分単位の活動を追加していくことによって，活動を増やすことができ，最終的には毎日合計30分の活動ができるようになる。あるいは，1回で連続30分の活動を行い記録してもよい。低強度の活動が健康によいかどうかは今のところよくわかってはいないが，クライアントには低強度の活動についても記録してもらう方が良い。この情報は，いくつかの低強度の活動を中等度から高強度の活動へと変化させるときのヒントになるかもしれないからである。例えば，ショッピングモールでのウインドウショッピングを中等度の強度であるウォーキングへと格上げすることも可能である。もし，クライアントが，自身の行う活動が低強度であるか，中等度であるか，高強度であるかわからない場合は，時速2マイル（3.2キロメートル）程度のゆっくりした歩きが低強度の活動，時速3-4マイル（4.8-6.4キロメートル）程度の速歩が中等度の活動，ランニングが

高強度の活動と考えてもらうとよい．

　週の終わりに，あなたかクライアントが活動種類ごとにどのくらいの時間を費やしたかを合計する．この情報をもとにして身体活動レベルの向上をめざした現実的な目標設定と具体的な活動プログラムを作成し，目標の到達状況を評価する．

　図7.1に示した例では，この人は，中等度の強度の活動はほんのわずかしか実施しておらず，週の大部分が低強度の活動である．よって，この人の身体活動レベルを上げるためには，低強度の活動のうち，中等度の活動に引き上げ可

活動	強度レベル	10分間／回	30分間／回	合計(分)
家事	低強度	＊＊＊＊＊		50
	中等度／高強度			0
仕事	低強度	＊＊＊＊＊＊＊	＊＊＊＊	190
	中等度／高強度			0
余暇	低強度	＊＊＊＊		40
	中等度／高強度			0
ガーデニング	低強度	＊＊		20
	中等度／高強度			0
スポーツ	低強度			0
	中等度／高強度			0
ウォーキング	低強度	＊＊＊＊＊＊＊＊＊	＊	120
	中等度／高強度	＊＊		20
階段	低強度	＊＊＊＊		40
	中等度／高強度			0

▶図7.1 活動種類別活動記録：記入例
S.N. Blair et al., 2001, Active Living Every Day (Champaign, IL; Human Kinetics), 12より掲載許可済み

◎行動変容ステージモデルを応用した介入

日付:	曜日:		
時間帯	活動, 雑用, 用事, 仕事, 育児, 余暇	活動的であったか？	
		はい	いいえ
午前9:00から午前11:00	デスクワーク		25分
	会議に出席		30分
	友人のデスクまで歩いていき, 戻る	3分	
	コーヒーを買いに行き, 戻る	8分	
	会議室まで歩いていく	4分	
	デスクワーク		50分
	[合計時間]	15分	105分
午前11:00から午後1:00	友人と近所のデリまで歩いて出かけ, 戻る	10分	
	友人と食事		20分
	デスクに歩いて戻る	5分	
	デスクワーク		62分
	コーヒーを買いに行き, 戻る	8分	
	コーヒーブレイク		10分
	オフィスに戻る	5分	
	[合計時間]	28分	92分

▶ 図7.2 時間別活動記録：記入例
S.N. Blair et al., 2001, Active Living Every Day (Champaign, IL; Human Kinetics), 48より掲載許可済み

能なのはどの活動であるか特定する必要がある。このクライアントは，既に活動に多くの時間を費やしていることから，時間がないという問題はなさそうである。低強度の散歩やガーデニングを中等度の強度の活動へと引き上げられるよう取り組むとよい。

身体活動パターンと体力の評価◎

[時間の記録]

　クライアントが身体活動に時間をかけられるようにするためには，仕事や余暇での時間の使い方を知っておくことが重要である。この情報によって，1日の中で身体を動かすことなく座っているような，今後活動にあてられそうな時間帯を把握することができる。さらには，1回の活動時間を長くできそうな時間帯はいつごろかも把握できる（例えば，1回2分間の活動を5分間に延長したり，5分間の活動を10分間に延長したりすることが可能か）。クライアントの活動パターンを把握してはじめて，その活動パターンを変えることが可能になる。クライアントには平日2日と休日1日を選んで，活動を記録してもらうとよい。図7.5（本章最後の97ページに掲載）に示したようなワークシートを3日間携帯してもらい，何をしたかを正確に記録するよう指示する。図7.2はその記入例である。

　クライアントが活動の記入を終えたら，どの種類の身体活動をどのくらい行ったのか，座ったままでの活動（テレビを見たり，運転したり）がどのくらいの時間あったかを算出する。クライアントの行った活動が特定できれば，その分だけ有用な情報となりうる。

　クライアントが自身の身体活動を記録し終えたら，いよいよその情報をもとに，より活動的な生活を獲得できるようサポートを開始する。まず，クライアントが記録用紙に記入した活動パターンの確認を行う。仕事のある日はほとんど1日中座った状態ではないか？もしそうであれば，平日に1回10分間のウォーキングを勧めることは活動的な生活を始めるための第一歩となるだろう。また，低強度の活動が記録されているのであれば，ぶらぶら歩きを速歩に，エレベーターの利用を階段利用に切り替えたり，低強度の庭仕事をより強度の高い庭仕事へと変えられるようアドバイスすると良い。この活動記録は，クライアントのプログラムをより個別化し，成功に導くための手段となる。

[歩数計を利用する]

　歩数計は活動量を定量化するための優れた方法である。多くの歩数計は，歩行距離や消費カロリーを計算する付加機能がつくようになってきた。このような付加機能は，不必要で，算出される値も正確でないことが多い。クライアントにとって活動量を増加させることが目標であるにもかかわらず，何キロ歩いたとか，何キロカロリー消費したということにこだわってしまった結果，本来

の目標から関心がそれて目標達成が難しくなることもあり得る。また，距離やカロリー計算は平均的な人をもとに算出しているので，個人によっては値が不正確なことも多い。例えば，クライアントが身長が低く，歩幅も狭い人であるならば，値が外れている可能性もある。歩数計は，歩数だけを測定できるシンプルなもので十分なのである（我々のプログラムで好んで使用している歩数計のブランドは，「デジウォーカー（Digi-Walker）[www.digiwalker.com]」である。我々の研究や他の研究において，この歩数計が最も正確であることが示されている。値段は15から25ドル程度である）。

歩数計はポケベルに良く似ており，それを着用して歩くと中に入っている振り子が動くようになっている。正確な値を得るためには，ズボンの折り目に沿って，左の腰骨の上にくるよう装着することが望ましい。歩数計はしっかり装着しなくてはならないのでベルトにつけるか，運動用のショートパンツやズボン，下着のウエストベルトにつけることが望ましい。下着やストッキングに着用する場合は外側ではなく内側に着用し，トイレに行くときには外すようにする。

歩数計は，朝起きたらすぐ身につけ，就寝までずっと装着するように指示する。就寝時にはずす際には，その日の歩数を記録しておく。記録用紙の例（▶**図7.6**）を本章99ページに提示した。次に，リセットボタンを押し，翌日の使用に備えてカウンターの表示を0に戻しておく。

歩数計に関する研究（例：Welk, Differding, Thompson, Blair, Dziura, & Harat, 2000）では，日常生活（家や職場で歩く，日々の雑用を行う，用事で車の乗り降りをするなど）での歩数は，大半の人が1日2,000から4,000歩程度であるとされている。30分間の速歩は約4,000歩に相当する。これらの数字は，クライアントに対して現実的な短期的，長期的な目標を設定するうえで参考になる。ドライブスルーを利用せずに，駐車場に車を止めファーストフードのレストランを利用したり，ショッピングモールの駐車場の奥に車を止めるなど，生活の中で活動を増やすように心がけることで，歩数も累積される。国のガイドラインを充足する人達では，1日の平均歩数は10,000歩を超えていることが報告されている（Welk et al.,2000）。

クライアントが1週間の歩数を記録し，1日の平均歩数が計算できたならば，適切な目標設定を行い，目標達成のために歩数を増やす計画を作成する。我々

は通常，長期的な目標として1日10,000歩を設定している。この数値は，健康にとって十分であることがすでに示されている（Welk et al., 2000）。しかし，1日2,500歩程度しか歩いていないクライアントに対して，1日10,000歩という長期目標をたてるのはやめたほうが良いかもしれない。むしろ，この活動レベルの人にとって達成しやすい1日5,000歩位を目標とするのがよい。この目標が達成できれば，クライアントとともに再評価を行い，次の目標を設定するのがよいだろう。また，クライアントが経時的に進歩を確認できる書式を作成するのもよいだろう。記入しやすい簡単なグラフを使えば，大きな進歩やまだまだ改善の余地がある点などを示すのに便利である。

歩数計は，クライアントの身体活動を増加させる過程でよいペースメーカーとなりうる。クライアントには，定期的に何歩歩いたかをチェックするよう指示するとよい。すでに正午を過ぎているのに1,500歩しか歩いていないのであれば，残りの時間でもっと活動を増やす方法を考える必要が生じてくる。目標とする活動を行うため，通勤帰りに近所の人との車の相乗りをやめて，駅から20分歩いて帰るとか，午後のコーヒーブレイクを取らずに10分間歩くなどの方法も検討する必要が生じてくるだろう。

体力の評価

これまで，身体活動と行動パターンの評価方法について説明してきた。行動パターンを評価することは，クライアントが活動的な生活を送ることの利点を認識するようになったり，活動的な生活を妨げる要因について意識しなくなったり，もっと活動的になろうという意欲を高めるうえで非常に重要である。しかし，これらに加え，クライアントの実際の体力も身体活動レベルを高めるうえで重要な要素となる。安静時の心拍数が非常に多く，0.5マイル（0.8キロメートル）歩くだけでも息切れがするようなクライアントの場合，たとえ意欲満々であってもプログラムをゆっくりと進めていく必要がある。例えば，このクライアントの場合は，1回2分間の活動から開始して，徐々に1回5分間，1回10分間というように時間を長くしていった。これに対して，0.5マイルを余裕で歩くことができる体力はあるが，仕事が忙しくて身体を動かす時間が取れないクライアントには，スケジュールの再編成を中心とした計画を立てるのがよい。

◎行動変容ステージモデルを応用した介入

このようなクライアントの場合には，低強度の活動を中等度の活動にするとか，細切れに行っていた活動をまとめて一度にもう少し長めに行うように指導することで，必ずしも意識的に時間を作らなくても活動レベルを高められる可能性がある。活動パターンと体力の評価を同時に行うことによってクライアントのニーズにあった，そして開始後ずっと継続可能なプログラムを提供でき，その結果として活動的な生活が定着する可能性が高くなる。

[**安静時の心拍数**]

体力の変化を評価する最も簡単な方法は，安静時の心拍数（1分あたりの心拍数）を測定することである。クライアントの体力レベルが向上するにしたがって，安静時の心拍数は減少する。これは，運動することで心臓が強くなり，身体を動かしていなかったときに比べて，1回の拍動でより多くの血液量を拍出できるようになったことを意味する。

クライアントは，安静時の心拍数の測定方法を知らないかもしれない。最も簡単に脈を測定できる部位は，手首内側の親指のすぐ下であり，その部位の動脈に人差し指と中指を軽く当てるように指導する。脈がリズム良く拍動しているのを感じとれる場所が見つかるまで，指を少しずつ動かして探しあてる必要があるかもしれない（▶図7.3）。次に，時計の秒針またはストップウォッチを使用して1分間の心拍数が何回であるかを測定する。その際，本章の99ページ

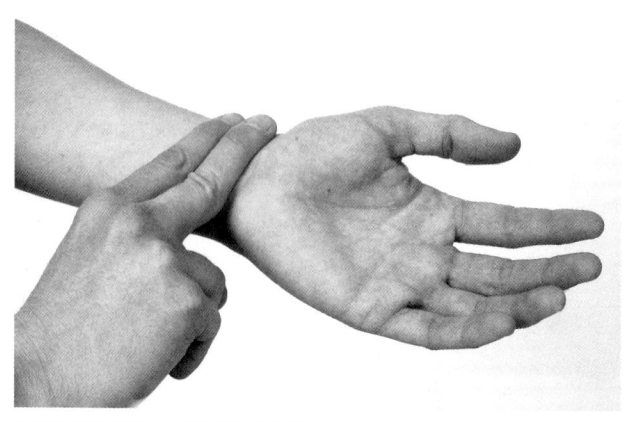

▶図7.3 触診による脈拍の測定

図7.7に示したような書式に記録をしてもらうとよい。正確な測定を行うため，朝起床後すぐ，心拍数に影響するコーヒーを飲んだり，タバコを吸う前に測定するように指示をする。

　状況によっては，クライアント自身が測定と記録を行うよりもあなたが行う方が良い場合もある。心臓の危険因子を多く有するクライアントの場合や測定を何度か自分で行ったがうまくいかないクライアントの場合は，測定と記録はあなたが行った方がよいかもしれない。少し指導をしてもらえば，あとは自分でやりたいというような意欲的なクライアントには，最初から相手の自主性を尊重して，心拍数を自分で記録する方法を指導するのがよいと思われる。

　月ごと（あるいはあなたの状況に応じて適当な間隔）に，クライアントに安静時の心拍数を測定し，記録してもらう。定期的に身体活動を行っているのであれば，日を追うごとに安静時の心拍数は減少していくはずであろう。状況によっては，ストレス，不安，悲しみなどを感じていないかどうか記録してもらうとよい。強い感情は心拍数に影響を与えることがあるので，経時的に心拍数を観察していて予期せぬパターンが現れたときなど，記録がその解釈に役立つかもしれない。

[ウォーキングテスト]

　ウォーキングテストは，簡便で費用もかけずに体力の変化を評価できる方法である。トラックを使用するか，自分で計測するなどして0.5マイルのコースを設定する必要がある。あるいは，いつも利用している施設の近くのコースを勧めてもよい。まず初めの2，3分間はウォーミングアップとしてゆっくり歩き始める。その後，時間を計測しながら，できる限り速く歩いてもらう。状況によっては，グループで同時にテストを行う方が効率が良いかもしれない。0.5マイル歩くのにかかった時間と終了直後の心拍数を測定し，記録することで，この距離を歩くことが，クライアントにとってどの程度の負荷であったかを判定する（本章100ページ・図7.8）。このテストを実施する少なくとも1時間前には，心拍数に影響する喫煙やコーヒー，コーラの摂取は控えるように注意を促しておく。このテストを2，3ヵ月おきにくり返し実施し，体力がどれほど向上したかを評価する。

◎行動変容ステージモデルを応用した介入

活動	強度レベル	10分間／回	30分間／回	合計(分)
家事	低強度			
	中等度／高強度			
仕事	低強度			
	中等度／高強度			
余暇	低強度			
	中等度／高強度			
ガーデニング	低強度			
	中等度／高強度			
スポーツ	低強度			
	中等度／高強度			
ウォーキング	低強度			
	中等度／高強度			
階段	低強度			
	中等度／高強度			

▶ 図7.4 活動種類別活動記録（未記入）
Bess H. Marcus and LeighAnn H. Forsyth, 2003, Motivating People to Be Physically Active (Champaign, IL; Human Kinetics) より

身体活動と体力をグループで評価する

　本章で紹介した身体活動のパターンと体力の評価方法の多くは，1人以上のクライアントに同時に用いることが可能である。身体活動の習慣を記録する方法については，記入方法の説明はグループ単位で行い，その後各自で記録をしてもらい，個別にフィードバックする方法をとることも可能である。受け持ちのクライアントが多い場合は，あなたに課された機密保持の事項にもよるが，

身体活動パターンと体力の評価◎

日付: _____	曜日: _____		
時間帯	活動, 雑用, 用事, 仕事, 育児, 余暇	活動的であったか？ はい	いいえ
午前7:00から午前9:00			
午前9:00から午前11:00			
午前11:00から午後1:00			
午後1:00から午後3:00			
午後3:00から午後5:00			
午後5:00から午後7:00			

▶図7.5 時間別活動記録 (未記入)

◎行動変容ステージモデルを応用した介入

時間帯	活動, 雑用, 用事, 仕事, 育児, 余暇	活動的であったか？	
		はい	いいえ
午後7:00から午後9:00			
午後9:00から午後11:00			
午後11:00から午前1:00			
午前1:00から午前3:00			
午前3:00から午前5:00			
午前5:00から午前7:00			

▶ **図7.5 (続き)** Bess H. Marcus and LeighAnn H. Forsyth, 2003, Motivating People to Be Physically Active (Champaign, IL; Human Kinetics) より

週: _____					
曜日	日	目標歩数	実際の歩数	活動時間(分)	注記
日曜日					
月曜日					
火曜日					
水曜日					
木曜日					
金曜日					
土曜日					

▶図7.6 歩数記録
S.N. Blair et al., 2001, Active Living Every Day (Champaign, IL; Human Kinetics), 49より掲載許可済み

日付	安静時の心拍数

▶図7.7 安静時の心拍数

同様の問題を抱えている小グループごとに指導を行うことも可能である。
　また他の方法としては，パスワードで保護され，クライアント以外に使用できないWeb上にて，詳細な指示や書式を掲載することも可能である。この方法であれば，電子メールやチャットルーム，電子掲示板などによって個別の

◎行動変容ステージモデルを応用した介入

日付	0.5マイルの歩行時間(○分○秒)	歩行終了時の心拍数

▶図7.8 ウォーキングテスト記録
S.N. Blair et al., 2001, Active Living Every Day (Champaign, IL; Human Kinetics), 120より掲載許可済み

フィードバックや質問に対する回答を与えることも可能である。

体力の評価もグループで行うことが可能である。身体活動の評価と同様に，Webを使用して，クライアントの近隣にある0.5マイルコースの情報を提供したり，記録を行うことで体力の変化を評価できる記録用紙を提供したりすることも可能である。

結論

本章では，クライアントの身体活動パターンと体力を記録することがいかに重要であるかを理解するとともに，これらの問題に対処するために有用と思われる方法を提示した。クライアントの活動習慣を記録することは，現実的で評価可能な目標を提示するうえで非常に重要であることから，いくつかの記録手段についても説明を加えた。また，本章で示した方法を1人以上のクライアントに同時に使用する方法についても解説した。これで，評価方法については理解できたと思うので，次にクライアントに行動変容ステージモデルをどう適用するかその方法について学んでみよう。

文献

◎A collection of physical activity questionnaires for health-related research.(1997). Medicine and Science in Sports and Exercise, 29(Suppl.6).
◎Marcus, B.H., & Simkin, L.R.(1993). The stages of exercise behavior. Journal of Sports Medicine and Physical Fitness, 33, 83-88.
◎Measurement of physical activity [Special issue].(2000). Research Quartely for Exercise and Sport, 71.
◎Welk, G.J., Differding, J.A., Thompson, R.W., Blair, S.N., Dziura, J., & Hart, P.(2000). The utility of the Digi-Walker step counter to assess daily physical activity patterns. Medicine and Science in Sports and Exercise 32(9): S481-S488.

◎行動変容ステージモデルを応用した介入

第8章

行動変容ステージモデルを個人カウンセリングに用いる

　行動変容ステージモデルは，もともと，個人の独力による行動変容についての理解を深められるように考案されたものである。独力による行動変容を研究する目的は，行動変容の主な要因を見つけ出し，行動を変えたいが自分からそうしようとする意図がない人，または変えられない人にカウンセラーやセラピストがそれらの要因を使えるようにするためである。本章では行動変容ステージモデルの応用編として，個人カウンセリングについて重点的に述べることにする。

　まず，クライアントが身体活動プログラムを始める身体的な準備性と心理的な準備性の評価方法について説明する。過去に習慣を変えた経験がクライアントにあるかどうかを調べることがなぜ重要か，また，もっと活動的になろうとするときに障害となる問題を解決するにはどうすればよいかを説明する。また，クライアントが自分の行動を変えることができるという自信を深めるにはどうすればよいのか，行動変容のための現実的な目標を設定する場合にどんな手助けをしてあげられるのか，ということについても述べる。行動変容には周期的な（改善したり逆戻りしたりする）特徴があるので，これらの問題は，いずれも変容ステージにも当てはまる。したがって本章で説明することの多くは，身体活動習慣の開始，導入，維持期全般にわたって何度もくり返し取り組む必要がある。しかし，これらはその人の属するステージに応じて取り組み方を少しずつ変えるようにする。本章の最後の「ステージ別カウンセリング方法」という節では (p.116)，クライアントにアドバイスするとき，それぞれのステージに各テーマをどのように応用すればよいかについて，いくつかのアイデアを提供する。個人カウンセリングでまずしなければならないことは，身体活動への動

機付けの準備性がクライアントにどの程度あるのかを評価し，カウンセリングする場合にそれを忘れないようにすることである。

身体的準備性

本書の1章では，活動的なライフスタイルが健康にもたらす様々な恩恵について説明した。ほとんどの人が定期的な身体活動プログラムに参加することで恩恵を得られるが，健康上の問題を抱えている人の中には，医学的な指示を必要とする場合がある。よって，具体的な身体活動のカウンセリングを始める前に，そのクライアントが身体活動をするのにどの程度の身体的準備性ができているかを評価することが重要となる。

カウンセラーの中にはクライアントの安全確保という課題に取り組むのが苦手な人も得意な人もいるが，一般に中等度の強度の運動はほとんどの人に安全であるといえる。中等度の強度の身体活動量を増やす前に健康診断やストレステスト（負荷試験）を受けなければならない人はめったにいない。しかし，心臓病や糖尿病などの病気のある人は中等度の強度の運動であっても，それを始める前に医師に確認したほうがよい。活動量を増やしても安全かどうかを判断するには，「身体活動の準備性に関する質問票（PAR-Q；▶図8.1）」がよく用いられる。

質問に対する回答の中に1つでも「はい」があれば，クライアントは身体活動量を増やす前に医師に確認したほうがよい。その場合，「はい」と回答した質問内容を必ず医師に具体的に説明することが必要である。

どの質問に対する回答も「いいえ」であれば，身体活動をゆっくりと開始し，それを徐々に増やしていくことができる。その方法を教えるのは，カウンセラーの役目である。6ヵ月以上，クライアントにカウンセリングを続けるのであれば，定期的にこの質問票をくり返し使って記入してもらい，1つでも「はい」という回答があれば医師に連絡を取るようにする。

あなたのところへカウンセリングを求めてきたということは，クライアントは体を動かすことがあまりなく，中等度の強度の身体活動を始めなければならないということだろう。だが，クライアントが激しい身体活動をしたいと言っても，以下に当てはまる点が1つでもあれば医師に確認しなければならない。

◎行動変容ステージモデルを応用した介入

PAR-Q & YOU

身体活動の準備性に関する質問票（PAR-Q&YOU）(15〜69歳用)

身体活動の準備性
質問票：PAR-Q
(1994年改訂)

定期的な身体活動は、健康的で楽しいものです。また、毎日の身体活動を増やそうという人が多くなっています。ほとんどの人は身体活動を増やしても何の問題もありません。しかし中には、身体活動を増やす前に医師に確認した方がよい人もいます。あなたが今より身体活動を増やすつもりであれば、まず次の枠内の7つの質問に答えてください。あなたが15〜69歳までの年齢であれば、この質問票の結果で身体活動を増やす前に医師に確認するべきかどうかが分かります。70歳以上でこれまで体を動かしたことがあまりない人は、医師に確認してください。

回答は常識範囲で答えてください。質問をよく読んで、どの質問にも正直に答えてください。回答は「はい」か「いいえ」に印をつけてください。

はい いいえ

1. □ □ 医師からあなたは心臓病があり、医師に勧められた身体活動しかしてはならないと言われたことがありますか。
2. □ □ 身体活動をすると胸が痛くなりますか。
3. □ □ この1ヵ月間に、身体活動をしているとき、胸が痛くなったことがありますか。
4. □ □ めまいでバランスを失ったり、意識を失ったことが一度でもありますか。
5. □ □ 身体活動の内容を変えると悪化するかもしれない骨や関節の問題がありますか。
6. □ □ 現在、医師から血圧または心臓病の薬（利尿剤など）を処方してもらっていますか。
7. □ □ このほか、身体活動をしてはならない理由がありますか。

1つでも「はい」と答えた場合

身体活動を増やす前、またはは体力の評価を受ける前に、医師に電話または直接会って相談してください。医師に、質問票の中で「はい」と答えたがどの質問についても話してください。

・徐々に身体活動をゆっくり増やしていくのであれば、安全な活動をしてもよい場合があります。あるいは、身体活動でも安全なものに限って許容される場合もあります。好きな活動に参加したいとあなたが思う活動を医師に告げ、そのアドバイスに従ってください。
・どのプログラムが安全で役に立つかを見つけましょう。

If you answered

行動変容ステージモデルを個人カウンセリングに用いる◎

どの質問にも「いいえ」と答えた場合

この質問のどの質問にも正直に「いいえ」と答えた場合、あなたは以下のことができると考えてもよいでしょう。
・身体活動を今よりもゆっくり始めてもよいでしょう。ゆっくり始めて徐々に増やしていきましょう。そうするのが最も安全で簡単な方法です。
・体力の評価を受けましょう。これは、あなたの基本的な体力を知り、活動的な生活を送るのにどうすればよいかを計画するのに最もよい方法です。

どれかの質問に「はい」と答えた場合

次のような場合は、身体活動を増やそうとするのをちょっと待ってください。
・風邪や熱がある場合など、一時的な病気で気分がすぐれないときは、気分がよくなるまで待ちましょう。
・妊娠しているか、またはその可能性がある場合、身体活動を増やす前に医師に相談しましょう。

注意：あなたの健康状態が変わって、上の質問に対する回答が1つでも「はい」になった場合は、カナダ運動生理学会や健康増進の専門家に知らせ、身体活動計画を変更すべきかどうかについて尋ねてください。

身体活動を行う人について、カナダ運動生理学会、およびそのすべての機関は、身体活動を行う人についていかなる責任も負いかねますので、この質問票の記入後に疑わしい点がある場合は、身体活動を始める前に医師に相談してください。

質問用紙を全部使う場合に限り、コピーするようにお勧めします。

この質問票に関する説明を十分に受けたうえで使用すること：カナダ運動生理学会

注意：質問票が身体活動プログラムや体力評価に参加しようとする人に配布された場合、この部分は法律上、または管理上の目的のための使用がされることがあります。

私はこの質問票を読み、理解しました。私が受けた質問はすべて、充分に満足したうえで答えています。

氏名 ＿＿＿＿＿＿＿＿＿＿＿＿＿＿＿＿＿＿＿＿＿＿＿＿＿＿＿

署名 ＿＿＿＿＿＿＿＿＿＿＿＿＿＿＿＿＿＿ 日付 ＿＿＿＿＿＿＿＿＿＿

親または保護者の署名 ＿＿＿＿＿＿＿＿＿＿＿＿＿ 証人 ＿＿＿＿＿＿＿＿＿＿
（参加者が未成年者の場合）

©カナダ運動生理学会
後援：カナダ厚生省

Supported by: Health Canada / Santé Canada

▶図8.1 身体活動の準備性に関する質問票
身体活動の準備性に関する質問票（PAR-Q and YOU）1994年改訂版から掲載。「PAR-Q and YOU」はカナダ運動生理学会が著作権を持つ運動前の予備診断テストである。

第8章

◎行動変容ステージモデルを応用した介入

［1］クライアントは45歳以上の男性または55歳以上の女性である。
［2］クライアントには次のリスク要因が2つ以上ある。心臓病の家系である，たばこを吸っている，血圧が高い，コレステロール値が高い，血糖値が高い，標準体重の上限より15 kg以上太りすぎている，現在何の身体活動もしていない。
［3］クライアントには心臓または血管の疾患，糖尿病，肺疾患，喘息，甲状腺疾患，膀胱疾患がある。

心理的準備性

　身体的準備性がクライアントの身体活動の大きな障害になることはほとんどない。むしろ障害になるのは，クライアントの行動変容への心理的準備性である。あなたの職場では前熟考期に属する人はそれほど多くないかもしれないが，熟考期に属する人はたくさんいるだろう。何か身体活動を始めようと思いながら，一度もそういう機会に恵まれなかったという人たちである。また，準備期に属する人もたくさんいるだろう。何らかの身体活動をしているものの，健康上の大きな恩恵を得られるほど長期間，何度も参加してそれを習慣化するにはどうすればよいかをよく分かっていない人たちである。この人たち全員に対するあなたの役目は，クライアントが上位ステージへ変容できるようにし，その過程で起こりやすい失敗を避けられるようにしてあげることである。「身体活動という行動」は，「今までやってきた他の行動」と同じだということを，クライアントが理解できるように手助けしなければならない。また，クライアントが自分の行動を変える際に生じる障害（困難さ）とその後に得られる恩恵を理解できるように手助けしなければならない。身体活動習慣を変えようとするときに生じる問題の解決にも力にならなければならない。さらに，クライアントが自分に自信を持てるよう，達成可能な現実的目標を設定し，誇りと達成感を感じられるようにサポートする必要もある。

[個人的な成功と過去における行動変容]
　クライアントの中には，もっと活動的になりたいと思っていても，自分はどうせ成功しないだろうし，今の生活を変えるなんてとても考えられないと言う人もいるかもしれない。このようなクライアントに働きかけるのに効果の高い

方法としては，最初は身体活動の問題を取り上げないようにすることである。代わりにまず，専門家の助けがあったかどうかに関係なく，これまでにライフスタイルを変えようと決心して成功した例を思い出してもらう。これは非常に重要である。なぜなら過去の行動は，将来の行動の単独かつ最強の予測因子だからである。クライアントが過去の成功例を思い出せるようにしてあげると，そのことがクライアントに力を与えるとともに，身体活動習慣を積極的に変える触媒作用をはたす。

　数分の時間をとって，クライアントにこれまでの成功例をいくつか語ってもらおう。健康な習慣を身につけることができた話でも，不健康な習慣をやめることができた話でもよい。それが終わったら，どうして習慣を変えることができたのか考えてもらう。何が役に立ったのか。何が妨げになったのか。例えばクライアントが40歳の誕生日から喫煙すると決め，家族や友達や同僚からのサポートでそれに成功したのであれば，そこから定期的な身体活動プログラムを始めるうえで役立つ多くの情報を得ることができる。本章136ページの**図8.2**に示した用紙を使って，そのような成功例を記録するとよい。

　このような成功例やそれをどのように達成したかについてクライアントと話し合ってみると，クライアントにとって役立つ，あるいは役立たない方法について，たくさんの情報を得ることができる。この情報をもとに，クライアントの強み（サポートしてくれる友達が多いなど）と弱点，または問題（職場のストレスが多いなど）についてアドバイスすることができる。こうすることで，そのクライアント個人に合ったプログラム作りができ，目標達成に大いに貢献できる。例えば，クライアントが木曜と金曜に仕事を休み，木曜から日曜までストレスの多い仕事から離れ，精神的な支えとなる友達に囲まれて過ごしたため，コーヒーの消費量が激減したという話をしたとする。コーヒーの量を減らすというのがこのクライアントの個人的目標だった。激しい頭痛が起きる回数を減らすためには，カフェインの消費量を減らすことだとプライマリーケアの医師に言われていたからである。翌週月曜日に仕事に戻るまでに，このクライアントは2杯に1杯はカフェイン抜きのコーヒーにするという新しい習慣を身につけたと感じていた。この新たな習慣を続けることができたのは，その後2週間，友達から電話や電子メールでの励ましとサポートがあったからだった。クライ

アントの過去にあったこのような例を聞けば，それから身体活動の行動変容に役立つ多くの重要な手がかりを得ることができる。その友人たちは今，どこにいるのか。また，皆でクライアントの力になってもらうにはどうすればいいのか。2～3日，仕事を休めるか。または，何らかの身体活動をする時間を取れるよう，昼休みを30分ではなく60分取ることができるか，というようなことである。

［身体活動の変容への準備性］

　何かをしようと決めたら意志の力でやり遂げられる，と考えている人もいる。しかし行動変容は徐々に現れてくるもので，本人に行動を変えようという気がなければ，その行動変容を維持することはできない。中には独力でライフスタイルを大きく変えられる人もいるが，あなたのような専門家からの助けを必要とする人も多い。

　自分が行動を変える準備ができているかどうかを知るには，どうすればいいのだろう。人の変容への準備性を知るには，いろいろな方法がある。1つは，クライアントが「この行動を変えたらどうなるか（つまり，変容によってどんなメリットを得ることができるか）」と自問することである。それでクライアントが主なメリットを少なくとも2つか3つ挙げることができなければ，現時点では短期的な変容を遂げられる可能性も低いだろう。クライアントに少し時間をとってもらい，身体活動習慣を変えたいと思う理由を書いてもらうのもよい。これは，クライアントがどの変容ステージにいても役立つ方法である（たとえ前熟考期の人でも，もっと活動的になるとなぜ良いかという理由は挙げることができる。ただ，そのとおりにしていないだけなのだ）。なぜなら，運動することで得られるメリットを理解することは，身体を動かすライフスタイルを開始し，それを維持するうえで非常に重要だからである。

　行動変容の要素としてもう1つ重要なのは，クライアントが行動を変える場合，何をあきらめなければならないか，または何を不快に感じるかをはっきりさせておくことである。それまであまり体を動かさない生活だったのに，定期的に運動するようになるなど，生活が大きく変わると，面倒臭くなったり，いらいらしたりすることが必ず出てくる。クライアントの計画がどんなに完璧でも，行動変容への障害がそれを邪魔することがある。例えば，自分が身体活動

をすることで家族が負担を感じたり，なおざりにされたと感じたりするのではないかとクライアントが心配している場合は，必ずクライアントとそのことについて話し合わなければならない。クライアントに少し時間をとってもらい，身体活動の行動変容の妨げになると感じているものを列挙してもらう。メリットとデメリットの両方をリストアップするための図（▶図8.3および▶図8.4）を本章137ページに示している。

　クライアントと一緒にこのリストをみて，障害になるものの数と性質を確かめよう。そして，本当に障害となっているものはどれか，言い訳にすぎないのはどれかを判断する。例えば仕事の後はもう暗くなっているし，近所は安全でないのでウォーキングできないというのは，身体活動をするうえでまさに障害になっているといえる。だが，活動をするより気楽にショッピングで時間を費やすほうがいいというのは運動しないための言い訳にすぎない。問題解決の練習をして，本当の障害に取り組むようにしよう。ここで障害に注目するのは，あなたの助けを借りればクライアントはその障害を取り除くことができるからである。一日の中でどうすればもっと時間を見つけられるのかをクライアントに教えよう。例えば，低強度の身体活動を中等度の強度の身体活動に変えられるよう指導してもよい。だが，言い訳を言い直すようなアドバイスをしていると，クライアントはもっと多くの言い訳をするようになり，最後は2人とも不満足な結果に終わってしまう。問題を解決する1つの方法を次節で説明する。

[問題解決へのIDEA*アプローチ]

> *訳者注）IDEAとは，Identify the Problem（問題を明らかにする），Develop a List of Solution（解決法のリストを作る），Evaluate the Solutions（解決法を評価する），Analyze How Well Your Plan Worked（計画がどれほどうまくいったかを分析する）の頭文字をとって名付けたものである。

　クライアントが自分の妨げとなっている障害を把握したら，次に簡単な問題解決の技術を教えよう。問題解決とは問題が生じたときにどうすれば最も効果的に解決できるかを創意工夫することである。ここで鍵となるのは「創意工夫」ということだ。解決策を考えるとき，できるだけ創意を凝らすようにクライアントに勧める。こんなばかばかしい解決法が，と思うようなアイデアが実際は一番よい方法ということもある。クライアントがいろいろな解決案を考え出したら，まず1つを選んで実際に試し，どれほど効果的だったかを判断してもら

う。ここで非常に重要なことは，成功率を高めるため，実行するのに適切な時期を選ぶようにクライアントに言うことだ。また，1つの解決法で効果が上がらなくてもがっかりすることはない，とクライアントが思えるようにしてあげなければならない。そのような情報は，効果的なだけでなく長続きする解決法を見つける一助になるからである。

　IDEAテクニックは簡単な問題解決法だが，これまで多くの研究や多くのクライアントに非常に役立ってきた。実行しやすく，また，あらゆるクライアント，特に行動変容するうえで障害があって「立ち往生」しているクライアントには助けになる。このテクニックの目的は，クライアントが自分の置かれている状況から抜け出すために新たなアイデアを考え出し，クライアントが願いながらも到達できずにいる新しい状況に入れるようにしてあげることである。

［問題を明らかにする］

　まず，クライアントに障害となるものを1つ選んでもらい，それを138ページ**図8.5**のIDEA用紙に書いてもらう。クライアントが身体活動をするうえで，この障害が具体的にどんな妨げになっているのかを考えてもらう。次に，クライアントにこの個人的な障害について，最も重要な点を詳しく書いてもらう。例えば，クライアントが「出張が多い」ことを障害として挙げた場合，それを具体的に言うと，知らない土地では安全かどうかわからなくて不安だからということになる。

［解決法のリストを作る］

　クライアントにブレインストーミングをして，できるだけ多くの創造的な解決法を出してもらう。解決法をなかなか考えつかないときは，あなたがいくつかアイデアを出してもよい。可能な選択肢を多く考えついたときは，クライアントから聞いていた情報と合わせてみる。つまり，クライアントに対する返事をできるだけ「個人あつらえ」にしようとすることだ。クライアントに解決法の良し悪しや，使えるか使えないかは気にしなくてよいと言って励まそう。そんなことは後回しでよい。クライアントの考えついた突飛なアイデアが，最善の解決法になる場合もある。思いついたすべてのアイデアを書き出し，クライアントに何日間かそのリストを持っていてもらい，新たに考えついたアイデアをそれに付け加えてもらうようにする。

[解決法を評価する]

　解決法の中には，現実的なものとそうでないものとがある。しかし，最初は突飛に思えた解決法も，よく考えると現実的に思えてくることがある。クライアントと話し合って，これならやってみようと思う解決法を1つ選んでもらい，それをいつどのように実行するかを計画する。例えばクライアントの最大の障害が出張であるとする。具体的な問題としては，よく知らない土地でウォーキングをするのが安全だと思えないし，落ち着けないということであれば，宿泊するホテルに運動施設があるかどうかを前もって調べておき，施設がなければ，できれば施設を有している別のホテルにするというのも1つの解決法である。また別の計画としては，クライアントが出張先のホテルの部屋で安全に行える簡単なエアロビクスの運動や縄跳びを教えておくというのもよい。また，空港やその他，クライアントが安全だと思える人通りの多い地域をできるだけ多く歩くという方法もある。

[計画がどれほどうまくいったかを分析する]

　クライアントが計画を実際に試したら，それがどれほどうまくいったかを分析してもらう。うまくいった点といかなかった点を，正直に検証してもらうようにする。そして，試してみる前にその計画をもう一度練り直す。例えば，ホテルの運動施設を使うつもりだったが前もってホテルに電話することができず，行ってみたら施設がなかったという場合，その計画がうまくいかなかったのはすべてが事前実行されなかったせいであることは明らかである。よって，この計画を破棄する理由は何もなく，むしろ再度試してみるべきである。しかし，前もって電話して運動施設があることは分かったものの，午前6時から8時の間はとても混んでいて，午前9時から午後10時までの忙しい一日が始まる前に運動することができなかったというような場合には，計画を練り直し，次回は縄跳びをしてみるようにする。ほとんどのクライアントは1つ以上の障害を抱えているため，1つが成功したら他の障害についてもIDEAアプローチを使うよう勧めるとよい。

行動変容には自信を持つことが重要

　行動変容のすべての段階において，自分に自信を持つことが非常に重要であ

る。これまでの心理学分野の研究によると，クライアントが行動を変えようと考え，実際に行動を変え，それを何年間も維持できるようにするには，クライアントが自分を信じ，現在または将来，自分が成功しているところを想定できるようにサポートすることが大事だということが分かっている。それはあなたにとっては，実際には二重の仕事になる。まず，クライアントが身体活動を計画し始めたり，それを続けたりすることが必ずできるとあなたが信じていることを常に知らせたりする必要がある。次に，クライアントが自分に自信を持てるようなスキルを教える必要がある。これは，あなたとのプログラムが終了した後に重要になってくる。

　クライアントの自信の程度を評価するには，自分が定期的に身体活動を開始し，それを続けていく自信がどれほどあるか，クライアントに1から5のレベルで答えてもらうとよい。1はまったく自信がないレベル，5は非常に自信があるレベルである（自信を測定するもっと詳細な質問票については5章を参照のこと）。

　クライアントの回答が1か2の場合，なぜ自信を持てないのかを考えてもらい，もっと自信を持てるようにする方法を話し合う。それにはまず，具体的な障害を特定することである。例えば，クライアントが家族の世話をしなければならないので，仕事の後に運動をする自信がないという場合，休憩時間や昼食時間にウォーキングをすれば帰宅前にすでに合計30分間の身体活動をクリアしていることになると考えて，自信を深めることができる。

　クライアントの回答が3の場合，自信を持つにはあと一息というところだ。この場合は，身体活動のどこが好きでどこが嫌いなのかを考えてもらい，身体活動がクライアントにとってもっと楽しく便利で安全であるようにするため，できるだけのことをする。例えばあなたは，1人で身体活動する方がいいか，他の人がいる方がいいか，勤務時間中に身体活動する方がいいか，仕事の後がいいかといったことをクライアントと話し合うとよい。そしてクライアントがなぜこのようなことを好むのか，調べるとよい。もしかしたら，クライアントが1人でウォーキングしたいのは，多くの友達が参加しているジョギングは体力がなくてできないので恥ずかしいからかもしれない。逆に，他の人と運動する方がよくて，最終的には友達と一緒に早朝ジョギングすることを目指してい

るということになると，これは重要な情報である。

　クライアントの回答が4か5の場合，運動を一生の習慣にすることができそうである。活動的なライフスタイルを維持することはきわめて難しい。活動的でいようとすると，生きている限りそのための時間とエネルギーと計画作成が必要となる。定期的に身体活動をし続けるには，朝早くジョギングに出かけるために目覚まし時計をセットし，ウォーキングするために昼食を早めに切り上げ，毎日仕事が終わって帰宅する途中にジムに立ち寄らなければならない。身体活動への参加は永遠の課題である。心から楽しんで身体活動を始め，それを楽しみにしているクライアントもいるかもしれないが，身体活動を続けるには思考，時間，計画作成が欠かせない。よって，クライアントはストレスや悲しみを感じたり，仕事で大きなプレッシャーを受けたりしても，自分は必ず身体活動を続けられるという自信を持ち続けることが大事なのである。また，クライアントに初めての赤ちゃんが生まれたとか，転勤になったとかいう理由で身体活動の計画が狂うことがあっても，また一からプログラムを始められるという自信を植え付けてあげることが大切である。

目標を設定する

　クライアントに目標をしっかり把握してもらわなければならない。そうしないと，活動計画を遂行するのが非常に困難になる。クライアントと一緒に設定した目標は，あなたとクライアントが遂行していこうと合意した契約になる。例えばクライアントの目標が体重減少であれば，短期目標として毎日15分のウォーキング，中期目標として毎日30分のウォーキング，長期目標として毎日60分のウォーキングを設定する。あなたの役割は，クライアントがこれらの目標を達成できるようサポートすることである。設定した目標がはっきりしていれば，それだけ目標達成の確率が高くなる。クライアントに効果的な目標設定の方法を教えておくと，後々までそれが役に立つ。**図8.6**（本章の139ページ）は，目標を記録するための用紙の例である。目標を設定するには3つの重要なポイントがある。

◎**具体的な目標にする。**具体的な目標を設定する方が，ただ「ベストを尽くす」というような目標より成功率が高い。例えばクライアントが「今週はもっ

◎行動変容ステージモデルを応用した介入

と身体活動をするように頑張る」と言った場合，それを「今週は毎日昼食後に15分ウォーキングし，夕食後にまた15分ウォーキングする」というようなもっと具体的な目標にする。このような具体的な目標は測定可能なので，効果的なことが多い。また，これらの具体的な目標はクライアントが達成できるものにあなたがサポートしてあげなければならない。目標設定は自信の構築とも関係している。クライアントが自分の設定した目標を達成できれば，さらに次の目標も達成できるという自信ができる。

◎**短期目標と長期目標の両方を設定する**。クライアントが1週間に5日，それぞれ1時間ウォーキングすることを目標に設定しても，それをすぐ達成できると強く思わないようにアドバイスする。クライアントには，ゆっくり始めるように，しかし目標を決して見失わないよう理解させることである。短期目標としては，例えば1週のうち日曜日，水曜日，金曜日にそれぞれ10分間ずつ3回ウォーキングし，その時間と日数を徐々に増やしていくとよい。こうすることで，自分の設定した目標を達成できるという自信がクライアントにでき，それが力となって将来の目標を設定することができるようになる。自分が設定した目標をやり遂げると，達成感と満足感が生まれてくる。クライアントが長期目標を達成し，それを続けられるようにすることが何より重要である。

◎**クライアントにあなたからのフィードバックを与え，クライアント自身も自分にフィードバックするように教える**。クライアントの進歩の過程をどうやってたどるか，その方法を選ぶ。評価のための手段は2章，5章，7章に示したとおりである。進歩の過程をチェックすることで，成功や失敗のパターンがはっきり分かり，失敗してもそれは一時的なものだということを理解できるようになる。そうすれば，クライアントはその失敗を成功に変える方法を学び，これからは失敗しないようにすることができる。

成功の度合いを測定する

　身体活動の成功の度合いを測定する方法はいくつかある。クライアントが身体活動に費やした時間を合計し，それより活動時間を増やすという目標を設定してもよい。また，2章と5章で示した質問票のいずれかを用いて，成功の度合いを測定することもできる。これらの質問票を3ヵ月ごとに実施し，クライ

アントが習得した新たな方法や，長期・短期目標を達成するのに役立つその他の方法を，クライアントと一緒に評価してもよい。

　どの程度目標を達成できたかを測定する方法があって，初めて目標設定は価値を持つ。クライアントが成功したと感じるようにするためには，成功の度合いを測定する方法について合意しておくことが重要である。成功の度合いは，いくつかの時点で，また異なる方法で測定することができる。4章と5章で説明したように初めのうちは，身体活動の変容における媒介変数の変化によって成功度を測定することができる。一定期間の後に，2章で説明した変容ステージの進行程度，あるいは7章で説明した体力の変化によって測定することができる。成功度を測定することは，クライアントが目標に向かって順調に進んでいくうえで，また，長期・短期目標が現実的なものであることを確認するうえで重要である。

ステージ別個人カウンセリングの方法

　本節では，あなたがクライアントに個人カウンセリングをするときに使うと便利な指針，提案，アイデアなどを示している。さらに，これらの方法は使いやすいよう，ステージ別に詳しく解説している。

◎行動変容ステージモデルを応用した介入

STAGE 1 前熟考期
行動を変えようと思わない人のためのステージ別カウンセリングの方法

　今，クライアントが身体活動をしようと考えていなくても，あなたがクライアントに短時間のカウンセリングを行い，行動変容について考えるよう促すことはできる。本章で述べたそれぞれの方法を前熟考期のクライアントにどう適用するかについて，以下に例を挙げてみよう。

クライアントは身体活動について考える準備ができているか。
◎クライアントに質問票（▶図8.1）を実施し，身体活動をしようと思わない健康上の理由があるかどうかを確認する。
◎中等度の強度の活動が健康上に悪影響を及ぼすことは少ないと説明する。
◎クライアントに健康上の問題があれば，医師に照会する。

クライアントはこれまで行動変容に成功した経験があるか。
◎クライアントが過去に行動変容を試みた例について話し合い，そのときに役立った方法のうち，今後の身体活動の変容にも役立つかもしれない方法を明らかにして，クライアントの自信を高める。
◎これまでに行動変容を試みたときに妨げになった点を解決する。

クライアントは身体活動によってどのような恩恵を受けることができるか。
◎クライアントに，身体活動によってどのような恩恵を受けることができるか書き出してもらう。
◎クライアントがまだ気づいていないメリットがあれば，それを示唆する。
◎クライアントに，これらのメリットについてもっと情報を収集するよう促す。
◎クライアントに，これらのメリットが自分にとってどれほど重要なもの

かを評価してもらう。

クライアントが身体活動をするうえで何をあきらめなくてはならないか，またどんな障害に取り組む必要があるか。
◎クライアントに，身体活動をするうえで何をあきらめなくてはならないか，また身体活動について何を不快と思うか，書き出してもらう。
◎クライアントに，これらの問題が自分にとってどれほど重要なことかを評価してもらう。
◎本当の障害とただの言い訳の区別をつけられるよう手助けする。
◎IDEAアプローチを使い，これらの障害をどうすれば解決できるか考える。

どうすればクライアントが身体活動することについてもっと自信を持つようにしてあげられるか。
◎クライアントがいつかは身体活動できるようになるとあなたが信じていることを知らせる。
◎少し身体活動をしてみる気になれそうなクライアントの行動を促進させる。例えば，他の人に身体活動について話す，それについての読み物を読む，身体活動をするようになったらどんな恩恵があるかを考える。
◎クライアントに，いつかもっと活動的になれるという自信があるかどうかを，1（まったく自信がない）から5（かなり自信がある）までの尺度で評価してもらう。
◎障害となりそうなものを特定し，それを乗り越えるための現実的な方法を策定して，クライアントの自信を高めるようにする。
◎クライアントがこれまでに成功した行動変容の経験を引き合いに出し，将来必ず身体活動ができるようになると伝える。
◎これまでに行動変容を試みたがうまくいかなかった例で，何がうまくいかなかったのかを話し合う。そして，それをクライアントが身体活動すると決めた場合にどうすればうまくいくかという経験（ヒント）として活

用する。

クライアントの行動を変えるのに役立つ目標とはどんなものか。
◎クライアントと話し合い，到達しやすい短期目標を設定する。身体を動かすことの少ないライフスタイルを変えようという気にさせる行動変容の媒介変数を中心に考えるとよい。
◎クライアントが身体活動をすることで個人的にどんな恩恵が受けられるかを，医師と話し合ってもよい（メリットを理解する）。
◎また，クライアントが自分でIDEAアプローチを使い，障害と思われるものの解決策を見出すことを短期目標にしてもよい（意思決定バランス）。
◎クライアントに，年齢，体格，健康状態などが自分と同じくらいの人で身体活動している人を見つけてもらう（セルフ・エフィカシー）。
◎クライアントが身体活動についての本を読んだり，近隣の運動施設を見学したりする時間を取れるよう，友達や家族に育児や家事を代わってもらう（ソーシャルサポートを得る，知識を増やす）。
◎身体を動かすことの少ないライフスタイルを送っていると，家族や友だちといった大切な人たちにどんな影響があるかをクライアントに書き出してもらう（他者への影響を気遣う）。
◎クライアントがこの目標を達成できた報酬として何かをしたり，自分への小さなプレゼントを買ったりしてもよいことにする（自分に褒美を与える）。
◎クライアントが設定した目標を1つ達成できなければ，体を動かさない楽しみ（好きな映画を観る，ネットサーフィンをする，昼寝をするなど）をしないよう提案する（逆に言うと，1つ達成すれば，そのような楽しみを1つしても良い，と提案する）。
◎クライアントがもっと大きな褒美をもらえるポイントシステムを設定する（例えば，小さな目標を達成するごとに2ポイントもらえ，20ポイントたまったら，それで映画を見に行く時間やその他の個人的な時間を「買う」ことができる）。

◎実際に身体活動しなくても，その他の行動的・認知的目標を達成することは建設的で価値のあることだという考えを強化する。

クライアントの成功の度合いをどのように測定するか。
◎クライアントの変容ステージを再評価する。
◎5章（59ページ）で示した変容プロセスの質問票を用いて，クライアントがもっと多くの方法を使うようになったかどうかをみる。
◎5章（63ページ）で示したセルフ・エフィカシーの質問票を用いて，クライアントの自信が向上したかどうかを測定する。
◎5章（65ページ）で示した意思決定バランスの質問票を用いて，予測されるデメリットに対して予測されるメリットがどの程度かを再評価する。
◎クライアントに，自分の進歩についてどれほど満足しているかを1から5の尺度で簡単に評価してもらう。

◎行動変容ステージモデルを応用した介入

STAGE 2 熟考期
行動を変えようと思っている人のためのステージ別カウンセリングの方法

　クライアントはもっと活動的になろうと思っている．したがって，あなたの仕事は，クライアントにプログラムの開始日を守る決心をさせることと，このプログラムがなるべく成功するように計画を立て，クライアントが「身体活動をしたらとても楽しかったので再びやりたい」と思えるようにすることである．行動を変えようと思っているが実際には何も身体活動をしていないというクライアントの助けになるアイデアをいくつか挙げてみよう．

クライアントは身体活動について考える準備ができているか．
◎クライアントに質問票（▶図8.1）を実施し，身体活動を始められない健康上の理由があるかどうかを確認する．
◎中等度の強度の活動が健康に悪影響を及ぼすことは少ないと説明する．
◎クライアントに健康上の問題がある場合，あるいはクライアントが高強度の運動を始めたいと言った場合は医師に照会する．

クライアントはこれまで行動変容に成功した経験があるか．
◎クライアントがこれまでに行動変容を試みた例について話し合い，そのときに役立ったもので，身体活動を始めるのにも役立つかもしれない方法を明らかにして，クライアントのセルフ・エフィカシーを高める．
◎これまでに行動変容を試みたときにむしろ妨げとなり，これから身体活動を続けるうえで課題になるかもしれないような方法の問題点を解決する．

活動的になることで，クライアントはどのような恩恵を受けることができるか．
◎クライアントに，活動的になることでどんな恩恵を受けることができるか

書き出してもらう。
◎クライアントが考えつかないメリットがあれば，それを示唆する。
◎クライアントに，これらのメリットについてもっと情報を収集するよう促す。
◎クライアントに，これらのメリットが自分にとってどれほど重要なものかを評価してもらう。

クライアントが活動的になるうえで何をあきらめなくてはならないか，またどんな障害に取り組む必要があるか。
◎クライアントに，活動的になるうえで何をあきらめなくてはならないか，また身体活動について何を不快と思うか書き出してもらう。
◎それらの問題が自分にとってどれほど重要なものかをクライアントに評価してもらう。
◎クライアントが，本当の障害とただの言い訳の区別がつけられるよう手助けする。
◎IDEAアプローチを使い，これらの障害をどうすれば解決できるか考え始める。

どうすればクライアントが身体活動についてもっと自信を持つようにしてあげられるか。
◎「クライアントが身体活動をする人になる」とあなたが信じていることを知らせる。
◎クライアントは活動的になろうと考えているのだから，それはすでに進歩なのだと強調する。
◎障害となりそうなものを特定し，それを乗り越えるための現実的な方法を策定して，クライアントの自信を高めるようにする。
◎クライアントがこれまでに成功した行動変容の経験を引き合いに出し，将来必ず活動的な生活を送れるようになれると伝える。

◎行動変容ステージモデルを応用した介入

◎これまでに行動変容を試みたがうまくいかなかった例で，何がうまくいかなかったのかを話し合う。そして，それをクライアントが活動的になると決めた場合にどうすればうまくいくかという経験（ヒント）として活用する。
◎クライアントの準備ができたら試しにやってみられるような，扱いやすく楽しい身体活動を探し始める。クライアントがその活動をいつ，どこで，誰とするかを計画し，自分がその活動をしているのをはっきりイメージすることができるようにする。

クライアントの行動を変えるのに役立つ目標とはどんなものか。
◎クライアントと話し合って，対応しやすい短期目標と長期目標を設定する。クライアントに実際に身体活動をしてみようと思わせられるような行動変容の媒介変数を中心に考えるとよい。
◎クライアントが，自分がしようと思う活動をどこですればよいか，あなたに電話で問い合わせるようアドバイスする（知識を増やす）。
◎クライアントに，自分でIDEAアプローチを使い，いくつか障害と思われるものに対する解決策を見出してもらう（意思決定バランス）。
◎誰か親しい人に自分の障害となる問題解決の助けを求めるようクライアントにアドバイスする（ソーシャルサポートを得る）。
◎5分間のウォーキングといったような，実際に短時間の簡単な身体活動を決意して実行するようクライアントに提案する（セルフ・エフィカシー，決意する）。
◎クライアントがこれならしてもよいと思う活動で，何カロリーを燃焼するか調べてもらう（結果期待）。
◎自分の時間をどう使っているかをクライアントにきちんと調べてもらう。例えば通常の平日や週末，体を動かさない行動や身体活動にどれだけ時間を使っているか調べる（知識を増やす）。
◎クライアントが体を動かすことの少ないライフスタイルを送っていると，

行動変容ステージモデルを個人カウンセリングに用いる◎

大切な人たちにどんな影響があるかを書き出してもらう（他者への影響を気遣う）。
◎クライアントがこの目標を達成できた褒美として何かをしたり，自分への小さなプレゼントを買ったりしてもよいことにする（自分に褒美を与える）。
◎クライアントが先に設定した目標を1つ達成できなければ，体を動かさない楽しみ（好きな映画を観る，ネットサーフィンをする，昼寝をするなど）をしないよう提案する。
◎クライアントがもっと大きな褒美をもらえるポイントシステムを設定する（例えば，小さな目標を達成するごとに2ポイントもらえ，20ポイントたまったら，週末の一泊旅行を「買う」ことができる）。
◎目標を達成すること（実際に身体活動しなくても）は建設的で価値のあることだという考えを強化する。

クライアントは活動的になってきたか。
◎クライアントの変容ステージを再評価する。
◎5章（59ページ）で示した変容プロセスの質問票を用いることを検討する。
◎5章（63ページ）で示したセルフ・エフィカシーの質問票を用いて，クライアントの自信が向上したかどうかを測定する。
◎5章（65ページ）で示した意思決定バランスの質問票を用いて，予測されるデメリットに対して予測されるメリットはどの程度かを再評価する。
◎クライアントに自分の進歩についてどれほど満足しているかを1から5の尺度で簡単に評価してもらう。

◎行動変容ステージモデルを応用した介入

STAGE 3 準備期
何らかの身体活動をしている人のためのステージ別カウンセリングの方法

　クライアントは何らかの身体活動をしているものの，まだ十分ではない。したがって，あなたはクライアントの活動レベルを上げるため，次の手を打つ必要がある。準備期のクライアントのために，いくつかのアイデアを挙げてみよう。

クライアントは身体活動について考える準備ができているか。
◎クライアントに質問票（▶図8.1）を実施し，身体活動量を増やせられない健康上の理由があるかどうかをみる。
◎中等度の強度の活動が健康に悪影響を及ぼすことは少ないと説明する。
◎クライアントに健康上の問題がある場合，あるいはクライアントが激しい運動を始めたいと言っているが，106ページに挙げたリスクファクターのどれかを持っている場合は医師に照会する。

クライアントはこれまで行動変容に成功した経験があるか。
◎クライアントがこれまでに行動変容を試みた例について話し合い，そのときに役立ったもので，これから身体活動量を増やすのにも役立つかもしれない方法を明らかにして，クライアントのセルフ・エフィカシーを高める。
◎これまでに行動変容を試みたときにむしろ妨げとなり，これから身体活動を続けるうえで課題になるかもしれないような方法の問題点を解決する。

クライアントは身体活動を増やすことでどのような恩恵を受けることができるか。
◎クライアントに，身体活動を増やすことでどんな恩恵を受けることができるか書き出してもらう。

◎クライアントがまだ考えつかない，あるいは気づいていないメリットがあれば，それを示唆する。
◎クライアントに，身体活動を増やすことで他にどんなメリットがあるかを調べるよう促す。
◎クライアントに，これらのメリットが自分にとってどれほど重要なものかを評価してもらう。

クライアントがもっと活動的になるうえで何をあきらめなくてはならないか，またどんな障害に取り組む必要があるか。
◎クライアントに，身体活動を増やすうえで何をあきらめなくてはならないか，また身体活動について何を不快と思うか書き出してもらう。
◎クライアントに，これらをあきらめるのがどれほど難しいかを評価してもらう。
◎クライアントが，本当の障害とただの言い訳の区別をつけられるよう手助けする。
◎IDEAアプローチを使い，これらの障害をどうすれば解決できるか考える。

どうすればクライアントが身体活動についてもっと自信を持つようにしてあげられるか。
◎クライアントは身体活動を増やせるようになると信じている，と伝える。
◎クライアントは何らかの身体活動をしているのだから，それはすでに進歩なのだと強調する。
◎障害となりそうなものを特定し，それを乗り越えるための現実的な方法を策定して，クライアントの自信を高めるようにする。
◎クライアントに，これまでに成功した行動変容の経験を引き合いに出し，もっと活動的になれると伝える。
◎これまでに行動変容を試みたがうまくいかなかった例を取り上げ，何がうまくいかなかったのかを話し合い，今度はどうすればうまくいくのか

を教えてくれる学習経験として位置づける。
◎クライアントに身体活動について一番好きな点と嫌いな点は何かを言ってもらい，その好みを反映するよう活動計画を修正するにはどうすればよいか考えてもらう。
◎クライアントが自分のことを活動的な人間と考えるよう励ます。

クライアントがもっと活動的になるのに役立つ目標とはどんなものか。
◎クライアントと話し合って，対応しやすい短期目標と長期目標を設定する。クライアントがもっと活動的になるのに役立つ行動変容の媒介変数を中心に考えるとよい。
◎1週間に15分間，体を動かさない時間を活動的な時間にする計画を立てる（別の選択肢を行う）。
◎クライアントは友達に電話をし，「来週20分間，一緒にウォーキングしましょう」と言うのを目標にしてもよい（ソーシャルサポートを得る）。
◎クライアントに，もっと活動することを思い出させる方法を考えてもらい，それを1週間実行してもらう（自分に思い出させる）。
◎クライアントは来週，毎日の活動を5分多くしようと決意することができる（セルフ・エフィカシーを向上させる，決意する）。
◎クライアントがこれらの目標を達成できた褒美として何かをしたり，自分への小さなプレゼントを買ったりしてもよいことにする（自分に褒美を与える）。
◎クライアントが先に設定した目標を1つ達成できなければ，体を動かさない楽しみ（好きな映画を観る，ネットサーフィンをする，昼寝をするなど）をしないよう提案する。
◎クライアントがもっと大きな褒美をもらえるポイントシステムを設定する（例えば，小さな目標を達成するごとに2ポイントもらえ，30ポイントたまったら，キャンプ旅行を「買う」ことができる）。
◎クライアントの立てた身体活動目標を達成できたら，クライアントにとっ

ての重要人物にどんなことをしてもらえるか，または言ってもらえるかを話し合う。

クライアントは身体活動を増やしているか。
◎身体活動をした時間（分）をチェックするため，毎日の活動記録をつけてもらう。
◎クライアントに歩数計を使って一日に何歩歩いたかを書き留めておいてもらう。
◎クライアントの変容ステージを再評価する。
◎5章（59ページ）で示した変容プロセスの質問票を用いて，クライアントがもっと多くの方法を使うようになったかどうかを検討する。
◎5章（63ページ）で示したセルフ・エフィカシーの質問票を用いて，クライアントの自信が向上したかどうかを測定する。
◎65ページに示した意思決定バランスの質問票を実施する。

◎行動変容ステージモデルを応用した介入

STAGE 4 実行期
十分な身体活動をしている人のためのステージ別カウンセリングの方法

　クライアントは勧告のレベルの身体活動をこなしているが，はたして長期間それを続けていけるかという課題がある．実行期のクライアントが身体活動を習慣化できるよう，本章で述べた方法を使ったアドバイスを以下に挙げてみよう．

クライアントが身体活動を続けても身体的に安全か．
◎クライアントに質問票（▶図8.1）を実施し，身体活動に関係のある健康状態の変化を評価する．
◎身体活動に関係した健康上の問題や不快症状が現れた場合は，医師に照会する．

クライアントにはこれまで行動変容に成功した経験があるか．
◎クライアントがこれまでに行動変容を試みた例について話し合い，まだ身体活動に用いていない方法があれば，それを明らかにする．
◎これまでに行動変容を試みたときにむしろ妨げとなり，これから身体活動を続けるうえで課題になるかもしれないような方法の問題点を解決する．

クライアントは活動的になることでどのような恩恵を受けているか．
◎クライアントに，身体活動によってどのような恩恵を受けているか書き出してもらう．
◎クライアントがまだ考えつかない，あるいは気づいていないメリットがあれば，それを示唆する．
◎クライアントに，これらのメリットについてもっと読んだり聞いたりし，身体活動を続けることで他にどんなメリットがあるかを探す．

◎クライアントに，これらのメリットが自分にとってどれほど重要なものかを評価してもらう。

活動的であるためにどんな代償を支払っているか。今なお取り組まなければならない障害とは何か。
◎クライアントに，活動的な生活を送るうえで何をあきらめなくてはならないか，また身体活動について今でも不快と思うものがあれば書き出してもらう。
◎クライアントに，これらが自分にとってどれほど重要かを評価してもらう。
◎IDEA問題解決アプローチを使い，これらの代償や抱えている障害を減らしていく。
◎この先，障害が発生して，それによって活動的な生活を送れなくなる可能性があるかどうか考えてもらう。このような問題が起きたときのために対策を立てておく。

どうすればクライアントが身体活動についてもっと自信を持つようにしてあげられるか。
◎クライアントが身体活動について今なお抱えているマイナスの思考について話し合い，もっとプラスに考えられるようにする。
◎クライアントに，身体活動について一番好きな点と嫌いな点は何かを考えてもらう。クライアントにとって身体活動をもっと楽しく，あるいは安全にするには，あなたは何をすればよいか考える。
◎クライアントと話し合って，何らかの理由で身体活動をやめなければならなくなっても，また一からスタートすることができるという自信を植え付ける。
◎これまでクライアントがいかに努力したかを思い出してもらい，よくやったと褒める。

◎行動変容ステージモデルを応用した介入

クライアントが身体活動を続けるのに役立つ目標とはどんなものか。
◎クライアントが身体活動，または自分の動機付けを保つのに役立つ媒介変数の短期目標設定を助ける。
◎クライアントが設定した次の1週間，適切な量の活動をすると決心できるよう手助けする（決意する）。
◎クライアントに新しい活動をしてみるよう提案する（楽しみ）。
◎クライアントに，誰かに頼んで一緒に運動してもらうよう促す（ソーシャルサポートを得る）。
◎クライアントの周囲にいる人のうち，自分をお手本役と見なしてくれる人はいないか考えてもらう。そして，その人が活動的になるように，クライアントに動いてもらう（他者への影響を考える，決意する）。
◎クライアントが何らかの長期目標を必ず立てるように手助けする（決意する）。
◎地域で開催されるウォーキングかマラソン（長距離走）のイベント，あるいは競争大会（レース）を探しておく。このイベントに向かって運動するよう，クライアントと計画を立てる（決意する）。
◎クライアントが来月に定期的な活動を続ければ，報酬を与えるよう計画する（自分に褒美を与える）。
◎クライアントが今後3ヵ月間で合計何キロ歩くかを決めてもらう。
◎必要に応じて医療の専門家と相談し，クライアントに適切な生理学的目標（例えばコレステロールや血圧を改善）を決める。
◎クライアントが目標を達成できた褒美として，自分への小さなプレゼントを買ってもよいことにする（自分に褒美を与える）。
◎クライアントが先に設定した目標を1つ達成できなければ，体を動かさない楽しみ（好きな映画を観る，ネットサーフィンをする，昼寝をするなど）をしないよう提案する。
◎クライアントがもっと大きな褒美をもらえるポイントシステムを設定する（例えば，小さな目標を達成するごとに2ポイントもらえ，50ポイントたまっ

たら，新しいウォーキングシューズを「買う」ことができる）。
◎クライアントが身体活動の目標を達成できたら，クライアントの重要人物にどんなことをしてもらえるか，または言ってもらえるかを話し合う（ソーシャルサポートを得る）。
◎これまでに身体活動から得たいくつかのメリットについて改めて考えてみるようにクライアントに言う。これらは運動することで自然に得られる恩恵である。
◎クライアントが自分自身の成功を喜ぶことができるよう，それを思い出させるものを周りに置いておくよう提案する（自分に思い出させる）。

クライアントは順調に身体活動を続けているか。
◎身体活動をした時間（分）をチェックするため，毎日の活動記録をつけてもらう。
◎クライアントに，歩数計を使って一日に何歩歩いたかを書き留めておいてもらう。一定の歩数を達成したら，自分に褒美を与える計画を立てる。
◎クライアントに安静時の心拍数，または活動中の激しさのレベルをチェックするよう提案する。これらをグラフに記録し，経時的な変化が分かるようにする。
◎例えば，クライアントが仕事が多忙なため，病気のために短期的に活動を休止し，その後に再開した場合，また元どおり再開できたことを褒める。

STAGE 5 維持期
身体活動を習慣化している人のための
ステージ別カウンセリングの方法

　このステージのクライアントは，ちょっとしたベテランである。しかし，将来の挫折に備えたり，身体活動の楽しみを増やしたりするのに，本章で述べたような方法を用いるとさらに大きな恩恵を得ることができる。

クライアントが身体活動を続けても身体的に安全か。
◎クライアントに質問紙（▶図8.1）を実施し，身体活動に関係のある健康状態の変化を評価する。
◎健康上の問題が生じた場合は医師に照会する。

クライアントはこれまで行動変容に成功した経験があるか。
◎クライアントがこれまでに行動変容を試みた例について話し合い，まだ身体活動に用いていない方法があればそれを明らかにする。
◎行動変容をこれまでに試みたときにむしろ妨げとなり，これから身体活動を続けるうえで課題になるかもしれないような方法の問題点を解決する。

クライアントは身体活動を続けることでどのようなメリットを受けているか。
◎クライアントがまだ気づいていないメリットがあれば，それを示唆する。
◎クライアントに，メリットについてもっと情報を集めるよう勧める。
◎クライアントに，身体活動を継続していることでどれほど恩恵を受けているかを，常に思い出すよう勧める。これは動機付けを保つのに役立つ。

活動的であるためにどんな代償を支払っているか。今なお取り組まなければならない障害とは何か。
◎クライアントに，活動的な生活を送るうえで何をあきらめなくてはならな

いか，また身体活動について今でも不快と思うものがあれば書き出してもらう。
◎クライアントに，これらが自分にとってどれほど重要かを評価してもらう。
◎IDEA問題解決アプローチを使い，これらの代償や今も抱えている障害を減らしていく。
◎楽しみを増やす方法を考える。
◎この先，障害が発生して，それによって活動的な生活が送れなくなる可能性があるかどうか考えてもらう。このような問題が起きたときのために対策を立てておく。

クライアントが長期にわたって活動的でいられるという自信を維持するにはどうすればよいか。

◎身体活動をもっと楽しくするため，いろいろな方法を考える。
◎クライアントと話し合って，何らかの理由で身体活動をやめなければならなくなっても，また一からスタートすることができるという自信を植え付ける。
◎これまでクライアントがいかに努力したかを思い出してもらい，よくやったと褒める。
◎これまでに身体活動によってどんな恩恵を得たかを思い出してもらう。
◎クライアントに，自分がすでに達成したことに向かって今努力している人に対して助言するよう勧める。

クライアントが身体活動を続けるのに役立つ目標とはどんなものか。

◎クライアント自身の動機付けを保つのに役立つ短期目標を設定するのを助ける（決意する）。
◎クライアントに，新しい活動をしてみるよう提案する（楽しみ）。
◎クライアントに，誰かに頼んで一緒に運動してもらうよう促す（ソーシャルサポートを得る）。

◎クライアントの周囲にいる人のうち，自分をお手本役とみなしてくれる人はいないか考えてもらう。そして，その人が活動的になるように，クライアントに動いてもらう（他者への影響を考える，決意する）。
◎何らかの長期目標を必ず立てられるように手助けする（決意する）。
◎地域で開催されるウォーキングかマラソン（長距離走）のイベント，あるいは競争大会（レース）を探しておく。このイベントに向かって訓練するよう，クライアントと計画を立てる（決意する）。
◎クライアントが来月に定期的な活動を続ければ，褒美を与えるよう計画する（自分に褒美を与える）。
◎クライアントが今後3ヵ月間で合計何キロ歩くかを決めてもらう（目標設定）。
◎必要に応じて，医療の専門家と相談し，クライアントに適切な生理学的目標（例えばコレステロールや血圧の改善）を決める。
◎目標を達成できた褒美として，自分への小さなプレゼントを買ってもよいことにする（自分に褒美を与える）。
◎先に設定した目標を1つ達成できなければ，楽しい行動（友達と電話でおしゃべりするなど）をしないよう提案する。
◎クライアントがもっと大きな褒美をもらえるポイントシステムを設定する（例えば，小さな目標を達成するごとに2ポイントもらえ，80ポイントたまったら，新しい運動器具を「買う」ことができる）。
◎クライアントの身体活動の目標が達成できたら，クライアントの生活の中の重要人物にどんなことをしてもらえるか，または言ってもらえるかを話し合う（ソーシャルサポートを得る）。
◎クライアントがこれまでに身体活動から得たいくつかの恩恵について，改めて考えてみるように言う。これらは運動することで自然に得られる恩恵である。
◎クライアントが自分自身の成功を喜ぶことができるよう，それを思い出させるものを周りに置いておくよう提案する（自分に思い出させる）。

クライアントは順調に身体活動を続けているか。
◎身体活動をした時間（分）をチェックするため，毎日の活動記録をつけてもらう。
◎クライアントに歩数計を使って一日に何歩歩いたかを書き留めておいてもらう。一定の歩数を達成したら，自分に褒美を与える計画を立てる。
◎クライアントに安静時の心拍数，または活動強度のレベルをチェックするよう提案する。これらをグラフに記録し，経時的な変化が分かるようにする。
◎例えば，クライアントが仕事が多忙なため，病気のために短期的に活動を休止し，その後に再開した場合，また元どおり再開できたことを褒める。

これまでに変えた習慣	
[1]	
[2]	
[3]	
成功するのに役立ったこと	
[1]	
[2]	
[3]	
妨げになったこと	
[1]	
[2]	
[3]	

▶図8.2 過去の成功の記録

Motivating People to Be Physically Active, by Bess H. Marcus and LeighAnn H. Forsyth, 2003, Human Kinetics, Champaign, IL.より転載。

結論

　本章では，クライアントにアドバイスするときに変容ステージモデルをどのように適用できるかを紹介した。クライアントの身体活動に対する身体的，心理的準備性の理論的説明とその評価方法を説明するとともに，行動変容を試みた過去の経験がクライアントにとっていかに重要か，またその情報がどのように現在の行動変容計画の基盤となるかを述べた。クライアントの自信を測定したり，目標を設定したりする具体的な方法についても述べた。また，クライアントの行動変容の程度を測定することが必要であると述べてきた。そうすることで，クライアントが自分の行動を変え，それを維持していくことができるからである。

身体活動による恩恵
[1]
[2]
[3]
[4]
[5]
[6]
[7]
[8]

▶**図8.3 身体活動による恩恵の記録**
Motivating People to Be Physically Active, by Bess H. Marcus and LeighAnn H. Forsyth, 2003, Human Kinetics, Champaign, IL.より転載。

身体活動への障害となったもの
[1]
[2]
[3]
[4]
[5]
[6]
[7]
[8]

▶**図8.4 身体活動への障害となったものの記録**
Motivating People to Be Physically Active, by Bess H. Marcus and LeighAnn H. Forsyth, 2003, Human Kinetics, Champaign, IL.より転載。

◎行動変容ステージモデルを応用した介入

あなたが活動的になるのを（または「もっと活動的になるのを」「好きなだけ活動的になるのを」）妨げているものを挙げてください。

創意に富んだ解決法をいくつか考えてください。

上に挙げた解決法を評価しましょう。試してみようと思う解決法と、それを「いつ」実行しようと思うかを次の空欄に書いてください。

あなたの計画がどれほどうまくいったか分析し、必要に応じて修正しましょう。計画がうまくいったら大変結構です。計画がうまくいかなかったら、上に挙げた解決法を見直し、もう一度やり直す必要があります。

▶図8.5 IDEA用紙

S. N. Blair et al., 2001, Active Living Every Day (Champaign, IL; Human Kinetics), 31より転載許可済み。

来週やり遂げようと計画している短期目標

この目標を達成するまでの進歩状況をどのようにチェックするか

_____[日付]までにやり遂げようと計画している長期目標

この目標を達成するまでの進歩状況をどのようにチェックするか

▶図8.6 目標設定用紙

S. N. Blair et al., 2001, Active Living Every Day (Champaign, IL; Human Kinetics), 31より転載許可済み。

◎行動変容ステージモデルを応用した介入

第9章

行動変容ステージモデルをグループ・カウンセリングのプログラムに用いる

　身体活動に関する問題を独力で解決するのが難しいことは，多くの人が知っている。グループでの身体活動プログラムを行うと，他のメンバーの経験や考えを知ることで，より活動的なライフスタイルについて，新しいアイデアを学ぶことができる。また，メンバー同士やグループの指導者との関係を通じて，ソーシャルサポートを増やすこともできる。通常のグループ・プログラムの時間外にもメンバーが集まって，さらにサポートし合うこともできる。グループの指導者は，メンバーが互いの電話番号を教え合い，辛いとき，問題を解決したいとき，サポートが欲しいときには，連絡を取り合うように勧めることもできる。またグループ・カウンセリングは数人を一度にカウンセリングできるため，費用や時間の面で効率的というメリットもある。

　身体活動を推進するのには，いろいろな種類のグループがある。ジムやプールなど1ヶ所に集まって身体活動をするとか，運動教室の生徒たちを1人のインストラクターが指導するというのもグループ・プログラムの1つの方法である。また，身体活動に関する情報を提供する健康教室と呼んだ方がよいグループもある。また通常の健康教育だけでなく，心理学理論を行動変容に応用して，具体的な行動的スキルやテクニックを提供するというグループもある。6章で紹介したプロジェクト・アクティブはそのようなプログラムの例だが，これについては本章でも説明する（Dunn, Marcus, Kampert, Garcia, Kohl & Blair, 1999）。また，もっと心理療法的な性格のグループもある。このようなグループでは，どんな個人的習慣や感情や関係が身体活動習慣に影響を及ぼしているかを考え，他のメンバーとのやり取りを通じて身体活動についての問題点を探り，フィードバックを行う。健康教育グループ，行動的スキル構築グループ，

心理療法グループ，運動教室グループなどいろいろあるが，どんなグループになるかは，置かれた状況やあなたの受けた専門教育，あなたのグループの指導者としてのスタイル，クライアントのニーズなどによって違ってくる。本章の目的は，グループ・セッション以外の時間にもっと活動的になるにはどうすればよいか，また身体活動を毎日の生活にどう取り入れるとよいかといった行動的スキルを教えるグループ・プログラムに，行動変容ステージモデルを組み入れる方法を紹介することである。

ステージ別グループを指導する

　グループ・プログラムは，そのメンバーの変容ステージや，グループの指導者としてのあなたの役割や教え方に影響されることが多い（Rinne & Toropainen, 1998）。あなたがグループの指導者になったのは，クライアントが持っていない情報や専門知識を備えているからである。よって，あなたの役割の1つは専門教育で得た情報を提供することである。変容ステージで初期段階（行動を変えようと思わない前熟考期，行動を変えようと思っている熟考期）にいるクライアントには，「教師」としての役割を担い，どちらかというと教師的なリーダーシップを取ることが多い。熟考期（行動を変えようと思っている）や準備期（何らかの身体活動をしている）のクライアントには，新しいスキルを試してみるよう勧める「モティベーター」としての役割を果たすことがある。準備期（何らかの身体活動をしている）や実行期（十分な身体活動をしている）のクライアントには，それほど教師的ではなく，メンバー同士でアイデアや経験やサポートを共有するよう勧める「ファシリテーター（進行役）」の役割を果たすことが多い。後期段階の実行期（十分な身体活動をしている）や維持期（身体活動を習慣化している）のクライアントには，情報を与えるというより，クライアントが落とし穴（身体活動を中断してしまう原因）を見つけるのを助ける「アナライザー（分析者）」として，また落とし穴を避けたりうまく対処したりするための提案をする「コンサルタント」としての役割を果たすとよい。グループの指導者として役割や教え方を柔軟に変えることで，個々のメンバーの変容ステージが違っていても，グループ全体にうまく対処することができる（Rinne & Toropainen, 1998）。**表9.1**は，変容ステージによる教え方と指導者の役割に

◎行動変容ステージモデルを応用した介入

▶ 表9.1 グループの指導者の役割と教え方

ステージ	指導者の役割	教え方	提供する情報の例
1 行動を変えようと考えていない	教師的	情報の提供	「どうしたら効果的な身体活動が行えるか説明させて下さい。これからお話しする身体活動の効果の中には皆さんがこれまでに考えたことのないようなものがあるかもしれません」
2 行動を変えようと考えている	教師的	情報の提供	「研究によると，10分間歩くだけでも健康に大きな恩恵をもたらすと言われています」
	モティベーター	励まし，自信を高める	「最初は5分，10分の歩行など，あなたが気持ちいいと感じることだけをしてみましょう。これならできそうですね」
3 何らかの身体活動を行っている	教師的	情報の提供	「身体活動を生活の一部にするのに最も役立つ方法の1つは，進捗状況をモニターし，自分自身に褒美を与えることです。どうすればできるか，いくつかの方法をお話ししましょう」
	モティベーター	励ます	「とても進歩しています。努力したのですから自分自身に褒美をあげるとよいでしょう」
	ファシリテーター	グループのプロセス(アイデアの共有やメンバー同士のサポート構築など)をスムーズに進める	「忙しい日に身体活動をするために，他の人はどんな方法を取っているでしょう」

ついて示したものである。

[ステージ別グループを作る]

　1つのグループを何人にするとか，セッションを何回開くとかいうことについて，きちんとした規則があるわけではない。グループの人数が少ないと参加の機会が増え，インストラクターの目も行き届く。一方，大きなグループは費用や時間の面で効率的である。グループの大きさを決めるときは，どちらの点にも留意しておかねばならない。一般的な指針として，各個人の参加を求めるなら1グループは15人を上限とする。アイデアの共有や参加者同士の話し合い

▶ 表9.1（続き）

ステージ	指導者の役割	教え方	提供する情報の例
4 十分な身体活動を行っている	ファシリテーター	グループのプロセスをスムーズに進める	「やる気がないとき，自分自身に何と言い聞かせればよいか，全員でブレインストーミングしていくつかのアイデアを出しましょう」
	アナライザー	潜在的な落とし穴（中断の原因）を見つけられるようにする	「あなたはアウトドア活動を本当に楽しんでいましたね。今年の秋，もっと寒くなったらどうするか，何か考えていますか」
	コンサルタント	逆戻りを予防する方法を提案する（落とし穴を避ける，落とし穴にうまく対処する）	「やることがたくさんあるとき，最初にすることの中に身体活動を入れておくといいようです。他の人の経験からいうと，仕事の後，疲れていて，しかも家族の世話をしなければならないときに身体活動をするのではなく，朝起きたらすぐ身体活動してみるのがいいようです。それにはどんな方法があるか話し合いましょう」
5 身体活動を習慣化している	モティベーター	励ます	「あなたは健康増進の専門家が勧告するレベルの身体活動をしていて，それを持続しています。あなたは運動選手でもなく，筋金入りのスポーツマンでもないかもしれませんが，自分のことを活動的だと考えていいと思います」
	ファシリテーター	グループのプロセスをスムーズに進める	「長期間，身体活動を続けるのに役立つ方法にはどんなものがあるか，全員で順番にアイデアを出してみましょう」
	アナライザー	潜在的な落とし穴を明らかにできるようにする	「多くの皆さんは，1つか2つ，本当に楽しめる身体活動を経験したようですね。これは素晴らしいことですが，1つ心配なのは，時間がたつにつれ同じことばかりやっていると飽きてくるということです。それを防ぐにはどうしたらいいか話し合いましょう」
	コンサルタント	逆戻りを予防する方法を提案する	「しばらく身体活動を中止せねばならなくなったらどうするか，考えたことがありますか。そういうことも必ずありますので，そのせいで身体活動をすっかりやめてしまうことのないよう，万一に備えた計画を立てておくことが大切です」

Patient Education and Counseling, 33, Rinne et al., "How to lead a group-practical…", S69-S76より。Elsevier Scienceの転載許可済み。著作権1998年。

には最低5人いるとよい。これなら，1人か2人欠席する回があっても，残りのメンバーで十分に考えやアイデアを交換することができる。

　グループセッションを実施する期間については，リンネとトロパイネン (1998) は，2, 3回のセッションではたいした効果が望めないが，数ヵ月もセッションを続けると飽きてしまうだろうと述べている。グループ・カウンセリングとしては，毎週1回のグループ・セッションを10〜12回行うのが適当である。グループがさらにセッションを続けてほしいという意向であれば，12週が終わったところで休みをとり，1ヵ月以内にフォローアップのセッションを予定するとよい。そうすれば，メンバーはその間に自分で身体活動計画を続けた経験を話し合うことができる（Rinne & Toropainen, 1998）。

　大きなグループの場合，もうひとりの指導者を配置して共同リーダーにしてもよい。グループ・セッションの準備をし，グループ・ディスカッションの司会をし，必要であればセッション後に日誌をつけるという場合，2人以上の専門家で作業を分担し，複数の視点をもつのはよいことだからである。メンバーの変容ステージがまちまちで，ステージ別の小グループに分ける場合は，共同リーダー各人が責任を持って，小グループの進行役を勤める。

　メンバーが1, 2回欠席したら，電話をかけることを検討するとよい。欠席した人にはすぐ電話をする，というふうにすれば，その人がいないことにちゃんと気づいているということを知らせることができる。また，グループに何か問題があるから来ないのか，個人的な都合で来られないのかが分かる。自分にまったく進歩がないと感じて来なくなる人もいる。こういう人にもすぐ電話をすれば，個人の変容ステージはその人によってまちまちで，グループ・セッションに出席すること自体がその人にとっての進歩なのだとくり返し伝えることができる。また，クライアントが前のようにグループ・セッションに出席する前に，あるいはグループ・セッションにも出席しながら，できれば1, 2回個人セッションを受けるよう勧めてもよい。欠席したセッションについてどう対応するにせよ，セッションの内容があらかじめ分かるように，プログラムの最初にセッションの概要について述べておくとよいだろう。

[個人の目標を決める]

　指導者はグループ内の各個人の目標を達成できるように努力するわけだが，

これはグループのメンバーの変容ステージがまちまちなときは，さらにやりがいのある仕事である。例えばメンバーの1人は週に5日間以上，1回につき30〜45分の身体活動をするという個人目標を持っているが，別のメンバーは週に3日間，定期的に身体活動を行えば満足かもしれない。さらに別の人にとっては，グループ・セッションの期間中に1回10分間のウォーキングを何回か行えば大成功かもしれない。様々な変容ステージのメンバーのいるグループで各人の目標を設定するには，前熟考期と熟考期のメンバーには主にプロセス主体の目標を，準備期，実行期，維持期のメンバーにはプロセス主体の目標と行動を主体とした目標の両方を設定するよう勧めるというのも1つの方法である。プロセス主体の目標というのは，実際の身体活動以外の行動で，例えば身体活動の恩恵について本を読むとか，誰かにウォーキングのパートナーになってくれるよう頼むとか，これまでと違った身体活動をする場所を見つける（人のいない大きな駐車場で初めてローラーブレードをする，気持ちのよいハイキングコースのある公園を歩く）など，その人が上のステージへ移行するのに役立つような行動のことである。このようなプロセスの目標は，セッションから次のセッションまでの間に行う，よい「宿題」となる。

　行動の目標というのは，実際に身体活動を行う頻度，時間，強度，種類などに関する目標のことである（次の1週間で3回，15分の速歩を行う，今後2ヵ月間，中等度の強度の身体活動を週あたり150分間行う，など）。クライアントも指導者も，身体活動の行動目標ばかりを重視して，プロセス目標にそれほど（あるいはまったく）重きを置かないことが非常に多い。このため，行動目標を決める準備ができていない初期段階のステージにいる人は脱落してしまう。また，身体活動に関係した短期目標と長期目標を設定できるように手助けをするとよい。この場合，短期目標はセッションとセッションの間の1週間に達成できるような目標，長期目標はグループ・プログラムが終わるまでに達成できるような目標を選ぶとよいだろう。長期目標の例としては，決めておいた目的地までの道のりを歩く（全州踏破など），その人がコミュニティ・ウォークに参加できるような体力レベルまで到達する，週末旅行に出かけられるほどの報酬ポイントをためる，などがある。

　どんな目標であろうと，「現実的」で「評価可能な」目標を定めるようにし

たほうがよい。「現実的」というのは，クライアントにとってやりがいがあって，達成できる可能性があり，達成することによって活動的でいられるという自信が深まる目標のことである。「評価可能」というのは，その結果が達成されたかどうかをクライアントや他者がみて分かるように表現された目標のことである。「健康になった」という目標が達成できたかどうかを判断するのは難しいが，よりたくさんの距離を歩けるようになったとか，コレステロール値が220から200に下がったというのであれば判断できる。この大切なポイントを教えるのに，グループで目標設定を行うというのは大変よい方法である。メンバーは観察や測定ができるような活動目標を表現する方法を互いに学習し合うことができ，他のメンバーの意見を聞いて自分の目標のアイデアを得ることができるからである。

目標を設定することによって，標準的なグループ・セッションが構成できる。次に，グループ・セッションの構成形式の一例を挙げてみよう。

◎この1週間の，メンバーの短期目標の実施結果を評価し，長期目標達成に向けた進捗状況を評価する。
◎今回のグループ・セッションのテーマを示す。
◎メンバーが必要な情報や欲しい情報を得たかどうか，またあなたがグループリーダーとしてセッションで伝えようと思っていたすべての情報を伝えたかどうかを評価する。
◎各メンバーに，翌週の身体活動と（または）行動的スキルに関する短期目標を設定してもらう。

次に，ステージに応じたグループカウンセリングの有用性についての理解を深めるために，グループ形式でステージ別行動的スキルトレーニングを行うプログラムについて述べる。カリキュラムの例としてプロジェクト・アクティブ（▶表9.2）を紹介する。

プロジェクト・アクティブに用いたステージ別のカリキュラムの例

プロジェクト・アクティブ（Dunn, Garcia, Marcus, Kampert, Kohl& Blair,

1998; Dunn, Marcus, Kampert, Garcia, Kohl & Blair, 1997) は，スポーツジムで行う従来の体系的な運動プログラムと，中等度の強度の身体活動（日常生活での活動も含める）をほぼ毎日行うという最新の身体活動勧告に基づくライフスタイル・プログラムとを比較した研究である（NIH, 1996; Pate et al., 1995; USDHHS, 1996)。どちらのプログラムにも，6ヵ月間の集中介入段階と18ヵ月間のフォローアップ介入段階がある（Dunn et al., 1999)。ライフスタイル・プログラムはグループ・プログラムとして6ヵ月間行い，その中で参加者は最初の4ヵ月間は毎週1回1時間，その後の2ヵ月間は隔週1回1時間のグループプログラムを受ける。カウンセリングのテーマとしては，認知的・行動的スキルの構築，身体活動のセルフ・エフィカシーの発達，問題解決を取り上げ，メンバーとファシリテーターの個人的な問題に焦点をあてる。ここでは，個人が毎日の生活に中等度の強度以上の活動を取り入れるスキルを習得できるようにすることをねらいとしている。プログラム期間は2年間だが，セルフ・エフィカシーが高まり，認知的・行動的スキルの活用が増えると，グループ・セッションの回数は毎月1回から隔月へとだんだん減っていく。

　ライフスタイル・アプローチは，変容ステージ（Prochaska & DiClemente, 1983）と社会的認知理論（Bandura, 1986）を理論的枠組みとして用い，各個人の行動変容への準備性を考慮に入れたアプローチである。このプログラムでは，最初に，その人の変容ステージ（例えば行動を変えようと思っている熟考期など）を評価する。それから6ヵ月間，毎月その変容ステージの評価を行い，ステージに応じた身体活動マニュアルを与える（これらのマニュアルの内容は6章で紹介している)。このマニュアルは身体活動の向上に効果的であることが証明されている（Marcus, Banspach, Lefebrre, Rossi, Carleton, & Abrams, 1998; Marcus, Emmons, et al., 1998)。またこのプログラムの目標が，1週間のほぼ毎日，中等度の強度の身体活動を合計30分間以上することだということも説明した（Pate et al., 1995; USDHHS, 1996)。参加者は，もっと活動的になるための個人目標をプログラムのスタッフに告げる。これらはすべて，グループ・ディスカッションやグループ活動の中に盛り込まれている。

　ライフスタイル・グループのカリキュラムには，10の変容プロセス，セルフ・エフィカシー，身体活動の意思決定（2, 3, 4章参照）が組み込まれている。

◎行動変容ステージモデルを応用した介入

▶表9.2 ライフスタイル・カリキュラムと活用する行動的・認知的技法

週	セッションのタイトルとグループ活動	行動的・認知的プロセス
1	あなたを知る-不活動な行動をモニターし、活動的な行動に置き換える	知識を増やす、別の選択肢（活動的な行動）に置き換える
2	障害を把握する-対象者それぞれにとっての身体活動のデメリットとメリットをリストアップする、短時間の身体活動を毎日の生活に取り入れる工夫をする	メリットを理解する、健康的な機会を増やす
3	さらに学習する-目標を設定する、楽しい身体活動の評価、活動強度を示す	知識を増やす
4	サポートを得る-ソーシャルサポートをどこから得るか、どんなサポートが得られるかを検討する	ソーシャルサポートを得る、決意する
5	自信をつける-どうすれば障害を克服できるか、障害克服のための問題解決方法についてよく考える	セルフ・エフィカシーを高める
6	身体活動にはどのようなものがあるか-活動的でいるための従来とは違った別の方法を検討する	健康的な機会を増やす、別の選択肢（活動的な行動）に置き換える
7	自分自身に報酬を与える-短期・長期目標を達成した場合の、適切な褒美を選ぶ	自分に褒美を与える、決意する
8	時間管理（タイムマネジメント）-毎日の活動に優先順位をつけ、身体活動を取り入れる	意思決定、健康的な機会を増やす
9	地域での身体活動を探す-地図やサービスガイドを利用して新しい活動を見つける	健康的な機会を増やす、ソーシャルサポートを得る
10	目標を見直す-歩数計を使って活動をモニターし、目標を設定する	自分に思い出させる
11	身体活動のイベント-好きな身体活動について話し合ったり実地指導したりする	決意する、セルフ・エフィカシーを高める
12	認知再体制化と逆戻り予防-「完璧でなければしないほうがまし」という考え方をいかに変えるか学習する、逆戻りのための対策を立てる	別の選択肢（活動的な行動）に置き換える、メリットを理解する

これらは，身体活動の推進に適用可能な，行動変容ステージモデル（Prochaska & DiClemente, 1983）と社会的認知理論（Bandura, 1986）の一部である。これらのアイデアは，セルフ・エフィカシーと認知的・行動的スキルを構築する基礎になっている。例えば，知識を増やすことは5つの認知的プロセスの1つで，身体活動の重要性についての知識や，自分自身の体を動かすことの少ない習慣に気づくことも，これに含まれている。ライフスタイルのグループ・セッションでは，初めに，参加者は活動的でなかった時間の記録を1週間つけるよう求められる。その結果を次のセッションで発表し，各人が自分の変容ステージと生活環境の状況下で，活動的でない時間を減らすような計画を作成する。**表9.2**に示したのは，16ヵ月のカリキュラムに沿った活動と，それに相当する心理学的（認知的，行動的）プロセスの例である。完全なカリキュラムは「Active Living Every Day」（Blair, Dunn, Marcus, Carpenter & Jaret, 2001）を参照されたい。

セッションの目的を達成できたかどうかを評価する

あなたがグループの指導者として，セッションまたはテーマの目的を達成できたかどうかを判断するには，グループ・ディスカッションとフィードバックを用いることができる。また，質問票でグループの内容を問う評価方法もある。例えば，グループ・セッションのテーマがセルフ・エフィカシーであった場合，最初に5章に示した質問票に記入してもらい，メンバーが自信のある点，ない点を明らかにしておく。そしてグループ・セッションで，休暇や悪天候などの困難な状況でも身体活動を行う方法を話し合った後，もう一度質問票に答えてもらい，セルフ・エフィカシーが向上したかどうかをみる。取り上げたテーマに合った標準化された測定尺度がない場合は，取り上げた内容についての質問をいくつか書き出しておくと，メンバーはどのくらい学習することができたのかを判定することができる。必ずしもメンバーの答えを収集する必要はなく，むしろこの方法によって各メンバーが自分自身の学習状況について知ることができる。どうしてもメンバーの答えを収集したい場合は，各回答者の名前は匿名扱いにした方が，正直な答えを集めることができる。あるいは，メンバーに質問票に名前を書いてもらい，各人に応じたフィードバックを行ったり，困難

な状況に対して自信を深められるような方法を教えたりすることもできる。また進捗状況をみるため，各メンバーにセッションからセッションまでの間に日記をつけてもらい，問題が生じたら次のセッションでそれを話し合うため，書き留めておくように言うのもよい。どんなことを日記に書いておくと役立つかは，7章で説明している。

ステージ別のグループ活動への提案

　グループ・カリキュラムに取り入れることのできるテーマや活動を，以下に示した。メンバーの変容ステージに応じて，いろいろな指導方法を選択肢の中から選ぶことができる。だいたい同じステージの人が多いグループであれば，以下に示した該当するステージの方法を使うとよい。メンバーに初期段階のステージ（前熟考期または熟考期）の人もいれば後期段階（準備期，実行期，維持期）の人もいるというグループであれば，小グループに分けた方が各メンバーのニーズに十分に対応することができる。また，あなたの指導環境やクライアントのニーズによって，あなた自身もグループ活動（グループワーク）についてのアイデアを出すとよいだろう。

行動変容ステージモデルをグループ・カウンセリングのプログラムに用いる◎

STAGE 1 前熟考期［グループ］
行動を変えようと思わない人のためのステージ別カウンセリングの方法

　前熟考期の人の中には，あなたのグループに入ったものの，現在身体活動をしようと考えていない人もいる。その人は，医師か家族など誰かを喜ばせようとして参加したのかもしれない。あるいは最初グループに入ったときは熟考期か準備期だったが，その後，コース期間中に前熟考期まで後退したという人もいるだろう。この人たちには，今すぐ身体活動を始める気がなくても，グループ・セッションに参加してよいのだということを知らせておくのがよい。なぜなら，ここで得たアイデアが後で活動したいと思ったときに役立つこともあるからだ。身体活動にチャレンジすることを考えてもらうために，次に挙げたいくつかの方法を使うとよいだろう。

この人たちにグループに参加し続けてもらうにはどうすればいいか。
◎話し合いに参加する意欲を確かめるか，または身体活動による恩恵を調べるなどの具体的な課題を出す。
◎体を動かさないでいると，周りの人にどんな影響があるかを話し合う。
◎健康に関係する他の行動（例えば喫煙，健康的な食生活など）について話し合い，その行動と身体活動とを結びつける。
◎これまでに身体活動をしようと試みた経験について話し合う。現在，行動を変えようという気にならないのは，その経験がもとになっているのか。
◎身体活動についてどう思うか，月に1回程度確認してもよいかと尋ねる。
◎身体活動を行おうと思っていないがグループワークに参加している人に，他のグループメンバーからソーシャルサポートを与える。

どんな障害があるか。
◎PAR-Q（Physical activity readiness questionnaire，身体活動を実施でき

◎行動変容ステージモデルを応用した介入

stage 1

健康状態かどうかを判定するための質問紙）を用いて，身体活動をしようと思わない健康上の理由があるかどうかを調べる。
◎グループ・ディスカッションを行い，本当の障害とただの言い訳について話し合う。
◎ボディイメージはどうかをみる。「身体活動をしたがらないのは，身体活動をしている姿をみられるのが恥ずかしいからだ」ということを示すそぶりが少しでもないか気をつける。

メンバーが身体活動をしようと思うには，どんな情報が必要か。
◎最近推奨されている身体活動のレベルを提示し，中等度の強度の身体活動によってどんな恩恵が得られるかを紹介する。
◎日常生活の中で行える中等度の強度の身体活動で，健康上の恩恵をもたらすものには，具体的にどんなものがあるかを紹介する。このステージの人の中には，まだ「痛みなくして得るものなし」という考えを持っている人がいるかもしれない。
◎講演者を招き，身体活動のもたらす恩恵について話してもらう。

この人たちに行動を変えようと考えてもらうには，どんな目標を設定するとよいか。
◎「実際に身体活動の実施には至らなくとも行動的・認知的目標を達成する」という考え方を強化することは，建設的で価値のあることである。
◎身体活動以外に，これまでに変えることのできた行動について考えてもらい，そのときに役立った方法をリストアップしてもらう。他の人にも身体活動の行動変容についてのアイデアを示すため，黒板か大きな紙にそれを書き出す。
◎身体活動についてメンバーが共通して抱いているマイナスの考えを出してもらい，各人にその代わりになるようなプラスの考えを見つけてもらう。

STAGE 2 熟考期［グループ］
行動を変えようと思っている人のための ステージ別カウンセリングの方法

　熟考期のメンバーは，もっと活動的になろうと思っている人たちである。この人たちは新しい行動に挑戦するに際して，他のメンバーのサポートが役立つことに気がつくだろう。身体活動を行っている他のメンバーのアイデアを参考にして，慎重に身体活動を始める計画を立てると，またやりたいと思えるような楽しい経験にすることができる。行動を変えようと思っているメンバーに役立つアイデアを，いくつか挙げてみよう。

この人たちに身体活動をやってみようという気にさせる情報にはどういうものがあるか。

- ◎最近推奨されている身体活動のレベルを示し，中等度の強度の身体活動によってどんな恩恵が得られるのかを紹介する。
- ◎日常生活の中で行える中等度の強度の身体活動で，健康上の恩恵をもたらすものには，具体的にどんなものがあるかを紹介する。「痛みなくして得るものなし」という考え方のために，身体活動を避けている人がいるかもしれない。
- ◎様々なソーシャルサポートがあることを教える（4章参照）。身体活動を始めるにあたって，どういう点でソーシャルサポートが役立つのかを理解してもらう。
- ◎講演者を招き，身体活動のもたらす恩恵について話してもらう。
- ◎体を動かさないでいると周りの人にどんな影響があるかを話し合う。
- ◎健康に関係する他の行動（例えば喫煙，健康的な食生活など）について話し合い，その行動と身体活動とを結びつける。

◎行動変容ステージモデルを応用した介入

どんな障害があるか。
◎8章で紹介したIDEAアプローチを用い，障害の克服法を教える。メンバー同士，または1人でこの問題解決アプローチを実践してもらう。
◎ボディイメージはどうかをみる。「身体活動を先延ばしにしているのは，身体活動をしている姿をみられるのが恥ずかしいからだ」ということを示すそぶりが少しでもないかに気をつける。
◎これまでに活動的になろうと試みた経験について話し合う。現在身体活動をしていない人や自信がないという人は，その経験がもとになっているのか。
◎グループ・ディスカッションを行い，本当の障害とただの言い訳について話し合う。
◎身体活動を行うセッティング（場所，時間など）の優先順位の設定と，その中でどこに身体活動を取り入れることができるかについて，グループ・ディスカッションを行う。

開始時にはどんな方法が役に立つか。
◎メンバーの中でチームを作り，身体活動のいろいろな面について調べる（心血管の働きに対するメリット，ウェイトトレーニングのメリット，メンタルヘルス上のメリット，地元でダンスのできる場所，など）。
◎グループ・ディスカッションを行い，ソーシャルサポートを得る方法や，ソーシャルサポートを与えてくれた人への褒美を考える。
◎身体活動についてメンバーが共通して抱いているマイナスの考えを出してもらい，各人にその代わりになるようなプラスの考えを見つけてもらう。ここで重要なのは，各人が自分にとって役立つプラスの考え方を見つけることである。
◎メンバーがしてみようと思う活動，あるいは楽しいと思われる活動にはどんなものがあるかを話し合う。メンバーに，いつ，どこで，誰とこのような活動をするのか，計画を立てるよう促す。

◎低強度の身体活動をワンランク上げて中等度の強度の活動にするにはどうすればよいか考える。
◎身体活動の実行日を掲示板や印刷教材に書き込む。

この人たちに行動を変えようと考えてもらうにはどんな目標を設定するとよいか。
◎メンバーに，知人の中で活動的になるのに成功した人に話を聞き，そのアドバイスを仰ぐように求める。次回のセッションで，そのアドバイスを他の人にも教える。
◎各メンバーに，通常の平日2日と週末1日の時間の過ごし方を調査して，座って過ごした時間と何らかの身体活動をして過ごした時間を調べてもらう。次のグループ・セッションの一部をブレインストーミングに用い，座って過ごした時間を減らし，身体活動に使った時間を増やすにはどうすればよいか，アイデアを出してもらう。
◎メンバーに，身体活動とそれがもたらす恩恵についての情報を調べるか，または身体活動についての面白いウェブサイトを見つけることを宿題に出す。次のセッションで，研究の成果を交代に発表してもらう。
◎グループ・セッション中，または次の週に，自分だけで10分間のウォーキングをすることを計画する。

STAGE 3 準備期［グループ］
何らかの身体活動をしている人のためのステージ別カウンセリングの方法

　準備期の参加者は何らかの身体活動をしているが，十分とはいえない。グループ・ディスカッションを行うと，新しいアイデアが得られ，どうすれば身体活動レベルを上げられるかが分かるほか，他のメンバーからのサポートを得ることもできるので，とても役に立つ。行動的スキルに関する目標と実際の身体活動の目標の両方を，必ず設定してもらうようにする。このステージのメンバーに役立ついくつかのアイデアを次に挙げてみよう。

まだどんな障害が残っているか。
◎1人または数人のメンバーの身体活動を妨げている障害を特定する。8章で紹介したIDEAアプローチの使い方を示し，この障害を克服するための解決方法を考える。他の障害の克服法も練習する。
◎時間管理についてプレゼンテーションする。
◎グループ・ディスカッションを行い，身体活動を増やすことができない本当の障害とただの言い訳について話し合う。

身体活動を増やすのに役立つ情報にはどういうものがあるか。
◎どうやって身体活動推進に役立つ小さな環境的変化を起こすか（例えば，家にある運動器具を，めったに使わない空き部屋からテレビのある部屋に移すなど）について話し合う。
◎短時間の身体活動を毎日の生活にどう取り入れるか，様々な方法をメンバーに教える。
◎身体活動の強度を示す。
◎グループのメンバーと話し合い，身体活動を徐々に増やすための適切な目標を設定する。

◎様々なソーシャルサポートがあることを教える（4章参照）。各人がもっと活動的になるうえで，どういう点でソーシャルサポートが役立つのかを明らかにしてもらう。グループ・ディスカッションを通じて，ソーシャルサポートを得る方法やソーシャルサポートを与えてくれた人への褒美を考える。
◎個人目標を達成できたらどんな褒美を自分自身に与えるか，リストアップしてもらう。また徐々に進歩していくことに対する褒美として，ポイントシステムをどう利用すればよいかを説明する。
◎講演者を招き，身体活動を増やすことによる恩恵について話してもらう。
◎低強度の身体活動をワンランク上げて中等度の強度の活動にするにはどうすればよいか説明する。

身体活動を増やすにはどんな方法が役に立つか。
◎身体活動についてメンバーが共通して抱いているマイナスの考えを出してもらい，各人にその代わりになるようなプラスの考えを見つけてもらう。
◎グループの時間をとり，59ページの行動変容のプロセス質問票に記入してもらう。また，メンバーが試してみたいと思う他の行動変容の戦略も挙げてもらい，その実施方法について他の人からフィードバックをもらう。
◎より活動的になることを思い出させるいろいろな方法についてブレインストーミングを行ってもらう。
◎身体活動を行うセッティング（場所，時間など）の優先順位の設定と，その中でどこに身体活動を取り入れることができるかについて，グループ・ディスカッションを行う。

この人たちが身体活動を増やすためには，どんな目標を設定するとよいか。
◎メンバーに，知人の中で活動的になることに成功した人の話を聞き，そのアドバイスを仰ぐように求める。次回のセッションで，そのアドバイスを他の人にも知らせる。

◎行動変容ステージモデルを応用した介入

stage 3

◎各メンバーに，通常の平日2日と週末1日の時間の過ごし方を調査して，座って過ごした時間と何らかの身体活動をして過ごした時間を調べてもらう。次のグループ・セッションの一部をブレインストーミングに用い，座って過ごした時間を減らし，身体活動を行う時間を増やすにはどうすればよいか，アイデアを考える。

◎メンバーに，これまでとは違った新しい身体活動をしてみるよう促す。何人かのメンバーに，行ってみたい身体活動について短いプレゼンテーションをしてもらう。

◎現実的で実施しやすい短期的身体活動計画を立てるよう促す。例えば準備期の人ならば，現在の1日当たりの身体活動の時間を5分か10分長くする，あるいは身体活動の回数を週あたり1日多くすることを検討する。

STAGE 4 実行期[グループ]
十分な身体活動をしている人のためのステージ別カウンセリングの方法

　このステージのメンバーは推奨されているレベルの身体活動をしているが，その活動を長期間続けられるかどうかが課題である。このステージの人にとっても，あなたが示した情報や，行動的スキル目標と身体活動目標の両方を設定することのメリットは大きい。定期的に身体活動をしているメンバーがそれを継続できるよう，次にいくつかのアイデアを挙げてみよう。

身体活動を継続して習慣化するのに役立つ情報にはどのようなものがあるか。

◎グループのメンバーに，退屈を防ぐための別の身体活動にはどのようなものがあるか，話し合うよう勧める。
◎人が活動を続けようと努力しているのを，そうと知らずに（あるいは故意に）他者が妨害するようなケースについて話し合う。他のメンバーはこんな問題をどう解決したか。妨害ではなく適切なサポートを与えてくれるよう他者に頼む場合，どのようにしたか。
◎講演者を招き，太極拳やヨガやキックボクシングなど，新しい種類の身体活動について話してもらうか，実演してもらう。
◎地元のハイキングやサイクリングコースの情報を知らせる。
◎運動日誌，主観的運動強度，心拍数（7章参照）など，活動をモニターするいろいろな方法について話し合う。
◎個人目標を達成したら自分自身に褒美を与えることの重要性についてプレゼンテーションする。
◎非常に熱心に運動している人でもその運動をやめてしまうような，よくある障害についてプレゼンテーションする（7章参照）。

◎行動変容ステージモデルを応用した介入

stage 4

◎歩数計を使って活動をモニターし，目標を設定するよう提案する．歩数計を持ってきて，セットの仕方，身につける方法，読み方を実演する．歩数計を使って目標設定や進捗状況の確認をするいろいろな方法を示す．
◎講演者を招き，定期的な身体活動による恩恵について話してもらう．
◎短時間の身体活動を毎日の生活にどう取り入れるか，様々な方法をメンバーに教える．

身体活動を維持するのに役立つ目標にはどういうものがあるか．
◎グループで新しい身体活動を試してみる（近くのリンクでアイススケートをする，など）．
◎この人をみるとやる気が出るというお手本を見つけるようメンバーに促す．
◎目標を達成した場合の自分自身への褒美リストを作ってもらう．
◎メンバーに，身体活動をするために何をあきらめたか，また今なお身体活動について不快に思う点は何かを挙げてもらう．これらの問題に取り組むいろいろな方法について話し合う．
◎長期間にわたって動機付けを維持できるような適切な目標設定を行う．
◎メンバー全員に，身体活動からすでに得ている恩恵にはどんなものがあるか，順番に言ってもらう．まだ得ていない恩恵にはどんなものがあるか．
◎一部のメンバーが今なお抱えている障害について，問題の解決を図る．
◎自分自身の成功を讃え，それを思い出させるようなものを，どんなふうに周囲の環境の中に置いておくとよいのか，ブレインストーミングを行って，いろいろな方法を考える．

STAGE 5 維持期［グループ］
身体活動を習慣化している人のための ステージ別カウンセリングの方法

　維持期のメンバーは，身体活動についての知識を豊富に持っている。それでもなお，グループ・セッションはサポートを与えてくれる貴重な機会であり，新しいアイデアを得る話し合いの場でもある。このような「ブースター」セッションを1ヵ月に1回程度持つことで，維持期の人はこれまで活動を維持するのに何が役立ったかを思い出すことができ，楽しく活動を続けるための新しい方法をさらに考案し，これからの妨げに備えて計画を作ることができる。長期間，身体活動を維持してきた人にはどんなグループ活動がふさわしいか，次にいくつかアイデアを挙げてみよう。

身体活動を継続するのに，どんな種類のグループ活動が役立つか。
◎グループのメンバーに，退屈を防ぐための別の身体活動にはどのようなものがあるか，話し合うよう勧める。
◎講演者を招き，投げ釣り，クロスカントリー・スキー，ローラーブレードなど，新しい種類の身体活動について話してもらうか，実演してもらう。
◎グループで新しい身体活動を試してみる（屋内施設でロッククライミングをするなど）。
◎地元のハイキングやサイクリングコースの情報を知らせる。
◎活動をモニターするためのいろいろな方法について話し合う（7章参照）。
◎個人目標を達成したら自分自身に褒美を与えることの重要性について説明する。個人目標を達成できたらどんな褒美を与えるか，リストアップしてもらう。また徐々に進歩していくことに対する褒美として，ポイントシステムをどう利用すればよいか説明する。
◎長期間にわたって動機付けを維持できるような適切な目標設定を行う。

◎行動変容ステージモデルを応用した介入

stage 5

◎（身体活動を続けることについて）将来どんな妨げがあるかを考え，それを克服できるような準備計画を立てる。

◎参加者に，これまでとは違った方法で活動的になるにはどうすればよいか，考えてもらう。

◎メンバー各人に，自分より活動的でない人に，身体活動について助言者になるように勧める。

◎身体活動の実施に失敗した場合，「完璧でなければしないほうがまし」と考えてしまうことがあるが，どうすればこのような考え方を変えることができるかについて説明する。

◎メンバーに，身体活動を維持するために何をあきらめたか，また今なお身体活動について不快に思う点は何かを挙げてもらう。これらの問題に取り組むいろいろな方法について話し合う。

結論

　変容ステージに応じて，プログラムを作成することは，個人へのアプローチに似ているが，本章でみてきたように，それはグループ・カウンセリングにおいても通用する。グループの指導者としてのあなたの役割は，メンバーの変容ステージによって異なる。あなたがグループのために設定した目標と，グループの各人が設定した目標も，その変容ステージによってまちまちである。プロジェクト・アクティブのように，変容ステージと変容プロセスをもとにしてグループのプログラムを作成することができる。身体活動グループ・プログラムの指導者になることは楽しいだけでなく，クライアントのアイデア交換に役立ち，さらに，クライアントに対するソーシャルサポートも構築される。

文献

◎Bandura, A.(1986). Social foundations of thought and action: A social cognitive theory. Englewood Cliffs, NJ: Prentice Hall.
◎Blair, S.N., Dunn, A.L., Marcus, B.H., Carpenter, R.A., & Jaret, P.(2001). Active living every day. Champaign, IL: Human Kinetics.
◎Dunn, A.L., Garcia, M.E., Marcus, B.H., Kampert, J.B., Kohl, H.W., & Blair, S.N.(1998). Six-month physical activity and fitness changes in Project Active, a randomized trial. Medicine and Science in Sports and Exercise, 30, 1076-1083.
◎Dunn, A.L., Marcus, B.H., Kampert, J.B., Garcia, M.E., Kohl, H.W., Ⅲ, & Blair, S.N.(1997). Reduction in cardiovascular disease risk factors: 6-month results from Project Active. Preventive Medicine, 26, 883-892.
◎Dunn, A.L., Marcus, B.H., Kampert, J.B., Garcia, M.E., Kohl, H.W., Ⅲ, & Blair, S.N.(1999). Project Active: A 24-month randomized trial to compare lifestyle and structured physical activity interventions. Journal of the American Medical Association, 281, 327-334.
◎Marcus, B.H., Banspach, S.W., Lefebvre, R.C., Rossi, J.S., Carleton, R.A., & Abrams D.B.(1992). Using the stages of chage model to increase the adoption of physical activity among community participants. American Journal of Health Promotion, 6, 424-429.
◎Marcus, B.H., Bock, B.C., Pinto, B.M., Forsyth, L.H., Roberts, M., & Traficante, R.(1998). Efficacy of individualized, motivationally tailored physical activity intervention. Annals of Behavioral Medicine, 20, 174-180.
◎Marcus, B.H., Emmons, K.M., Simkin-Silverman, L.R., Linnan, L.A., Taylor, E.R., Bock, B.C., et al.(1998). Evaluation of stage-matched versus standard self-help physical activity interventions at the workplace. American Journal of Health Promotion, 12, 246-253.
◎NIH Consensus Development Panel on Physical Activity and Cardiovascular Health.(1996). NIH Consensus Conference: Physical activity and cardiovascular health. Journal of the American Medical Association, 276, 241-246.
◎Pate, R.R., Pratt, M., Blair, S.N., Haskell, W.L., Macera, C.A., Bouchard, C., et al.(1995). Physical activity and public health: A recommendation from the Centers for Disease Control and Prevention and the American College of Sports Medicine. Journal of the American Medical Association, 273, 402-407.
◎Prochaska, J.O., & DiClemente, C.C. (1983). The stages and processes of self-chage in smoking: Towards an integrative model of change. Journal of Consulting and Clinical Psychology, 51, 390-395.
◎Rinne, M., & Toropainen, E.(1998). How to lead a group: Practical principles and experiences of conducting a promotional group in health-related physical activity. Patient Education and Counseling, 33, S69-S76.
◎U.S. Department of Health and Human Services.(1996). Physical activity and health: A report of the Surgeon General. Atlanta, GA: Centers for Disease Control and Prevention, National Center for Chronic Disease Prevention and Health Promotion.

◎行動変容ステージモデルを応用した介入

第10章
行動変容ステージモデルを職域プログラムに用いる

1億1,000万人から1億1,500万人のアメリカ人は毎日仕事に出かけているが，2010年までには1億4,100万人から1億5,300万人に増加するものと推定されている（USDHHS, 1993）。したがって，職域における身体活動プログラムは，体を動かすことの少ない多くの人がより活動的になるための絶好の機会といえる。仕事のせいで身体活動のための時間がないと感じる人は多いと思われるが，実際には必ずしもそうとは限らない。

職場は，身体活動関連の情報を普及するには理想的な場所になりうる。オフィスには通常，ボイスメール，コンピュータネットワーク，社内報や郵便箱などの通信手段が備わっており，広報活動や身体活動の機会についての情報を広めるのには大変便利である。工場や小売店など，従業員がコンピュータネットワークやボイスメールを使えない職場でも，給料袋や掲示板などを使って，あなたの提供する身体活動プログラムについての情報を広めることができる。

さらに，実際の身体活動の機会を提供できるように，職場環境を整えることもできる。「エレベーターの代わりに階段を使いましょう」というポスターを貼ったり，建物の中の廊下や外の歩道に印をつけて測定したり，運動の器具や施設を提供することもできる。さらに従業員の勤務時間内にこっそり身体活動の機会を与えて，帰宅時にはすでに合計30分間の活動ができているようにすることもできる。例えば，コーヒー休憩を使って5分から10分の早歩きをしたり，ウォーキングしながら1対1の打ち合わせをしたり，エレベーターの代わりに階段を使ったりするのである。最後に，多くの職場にはソーシャルサポートネットワークがもともと組み込まれているので，それを使ってあなたのメッセージを広めたり，もっと活動的になろうとしている従業員を支援したりする

ことができる。

　しかし，これまでの職域プログラムにはわずか20％程度しか参加していない(Wanzel, 1994)。このようなプログラムでは中断者が出ることを考慮すると，この数字は従業員全体の10％に減ってしまう。その上，職域プログラムに参加する人は，すでにある程度身体活動をしている傾向がある (Sharratt & Cox, 1988; Shephard, 1992)。一方で，行動変容ステージモデルに基づいた職域プログラムは，近い将来に行動変容する気のない人にも参加を促すなど，より先進的な特徴を持ったプログラムである。このような職域プログラムは身体活動に対してより前向きな態度を育成し，健康や健康的な生活習慣を支持する社会規範を創造する。したがって，このようなプログラムは，その気がまったくない人さえもその気にさせて何らかの身体活動を始めさせるか，または少なくとも近い将来，もっと活動的になろうと思わせることができる (USDHHS et al., 1999)。このような従業員は後になって，家庭や地元のいろいろな施設の身体活動に参加しようと決心するかもしれない。本章では，職域プログラムへのステージ別アプローチに関する一般的な課題や，ステージ別職域介入において実行可能性の高い具体的方法について述べる。

あなたのプログラムに対する支援形成

　職域プログラムを作成・実施する前に，当然のことだが，従業員があなたのプログラムに真剣に取り組んでくれるかどうかを考える必要がある。例えば，職場で従業員に動機付けの準備性を評価してもらいたいのなら，そのために勤務時間を使ってよいという経営者の承認が必要となるのは言うまでもない。あなたのプログラムはスタッフの精神的，身体的な福利向上に役立つため，経営者にとってもメリットがあると売り込むのには，時間もエネルギーもかけなければならない。我々は先ごろ，アメリカの職場とオーストラリアの職場で同時に職域プログラムを実施したが，従業員の応募数と継続率はオーストラリアの方がはるかに良かった。この最大の理由は，オーストラリアの最高経営責任者(CEO)がプログラムを支援してくれて，資料を読んでもっと活動的になろうと考えるのはいいことだと従業員に言ったからである。これは，上級経営陣のサポートがなければ重要な目標を達成できないというわけではない。しかし，

◎行動変容ステージモデルを応用した介入

経営陣の支援がなければもっと目標を低く設定する必要があり，あなたは職場を通じて家庭でできるプログラムを提供しているのだということを，従業員にはっきりさせておく必要はあるだろう。

動機付けの準備性の評価

　変容ステージ間の移動は動的な過程であるため，あなたのプログラムを実施するには，従業員もプログラム実施者も，各従業員の変容ステージを素早く簡単に評価できる方法を考える必要がある。2章で示した紙と鉛筆を使う方法は，すぐに回答が得られて，あまり時間をかけずに得点計算ができる。また，得点計算をする人のトレーニングも簡単である。しかし職場で行った予備研究では，紙と鉛筆による評価は従業員のデスクの上の書類の中にまぎれてしまったり，家に忘れてきたりすることが多いことが明らかにされている。また，社内便で回答用紙を受け取り，ステージに合った資料を送り返すのに数日かかるが，そのころには従業員はもう関心が薄れていたりする。電話による質問で5段階のステージを決定するのは余分な努力が必要だが，それを払うだけのことはあることが証明されている。電話で従業員の変容ステージを決定すると，ステージに合った資料を翌日届くように送ることができる。このように直接質問すると，質問する側の時間が余計にかかって面倒ではあるが，従業員のプログラム参加にも効果があるようだ。従業員が電話を個人的に使用できない職場では，職場の「便利箱」に投函できる短い質問票を使うとよい。これなら短時間でステージを評価することができ，ステージに合った資料を送付するのにもそれほど時間がかからない。

　プログラムの中で，セミナーや技能習得クラスなどのように登録が必要なものがあれば，登録用紙に2章のステージ評価についての質問を掲載するとよいだろう。そうすればそのイベント中に，届けられたメッセージをきちんとより分けることができるからである。登録の必要がないプログラムであれば，従業員に懸賞応募の要領で，ステージ評価の質問を記入してもらってもよいだろう(Glaros, 1997)。懸賞応募は，身体活動プログラムに参加することとは必ずしも関係がないため，この方法を使うと従業員が変容ステージのどこにいるのか，かなり正確なデータを出すことができる。

人の変容ステージは揺れ動いているので，従業員のステージはプログラム期間に応じていくつかの時点で評価しなければならない。あるプログラムでは，ステージ評価を開始時と1ヵ月後と3ヵ月後に行った（Marcus et al., 1998）が，ステージ評価を何回行わなければならないという規則はない。参加者の行動と身体活動への意思を何回評価するか，またその行動を評価するのに何を使うかは，プログラムの目標によって違う。また最終的には，プログラムの運営資金を引き続き得るため，あるいは新たな資金を獲得するために，どんな種類の変化を示さなければならないかによって違ってくるものである。

ターゲット層の選択

　職域プログラムを開発するとき，最初に決めなければならないことの1つは，参加者を募集するときに受動的な姿勢を取るのか（潜在的参加者が向こうからやって来る），能動的な姿勢を取るのか（潜在的参加者にこちらから働きかけてサービスを提供する）ということだ。受動的な募集方法を取ることにした場合，それぞれ異なる変容ステージの人に対応できるだけのアイデアを持っていなければならない。しかし能動的な募集方法を取ると，プログラムでどのステージをターゲットにするか，またどうやってこの人たちに働きかけるかをこちらで決めることができる。例えば，最初のプログラムは，毎週何らかの身体活動をしている準備期の人に重点を置いた内容にすると決める。その場合，あなたの仕事は，この人たちが定期的に運動をするよう手助けすることである。この人たちは身体活動のメッセージやイベントを素直に受け止めるだろうし，どうやって始めればよいかがだいたい分かっているので，プログラムの最初のターゲットとしてはやりやすいだろう。この人たちに働きかけるには，楽しいイベントを実施し，その宣伝をすることである。例えば，マルディ・グラのシーズンのニューオーリーンズなど，どこか目的地を決めて行う「運動の旅」。このイベントでウォーキング，ジョギング，水泳の時間や距離を測る。この「旅」を完遂した人には賞品を贈る（Glaros, 1997）。このようなイベントがあれば，身体活動が大切で楽しいことが分かってもらえるだけでなく，ターゲット・グループのメンバーに自分の進歩の状況を記録し，目標を達成したら褒美を与えるよう促すことにもなる。このイベントが成功したら，他のステージの従業員にも

◎行動変容ステージモデルを応用した介入

どのように働きかけるかを計画することができる。

　実行期（十分な身体活動をしている）や維持期（身体活動を習慣化している）の従業員はすでに活動的だが，職場で提供される身体活動プログラムに最も関心を示すのもこの人たちである。「お楽しみ競争」や体力評価や身体活動への参加賞など，特別なイベントを設けると，自分の身体活動を普段と違った雰囲気で楽しむことができて，やる気を持続させることにもつながる。またこれらのステージの従業員は，悪天候や病気など困難なときにも活動を維持するためのコツや，「免疫機能が高まる」といったあまりなじみのない運動の恩恵についても非常に興味を示すものである。これらのコツや情報は，簡単な月刊の社内報や電子メールで提供できる。この人たちはすでに勧告レベルの活動をしているが，だからといって身体活動を宣伝しても無駄ということにはならない。むしろ，身体活動は一生のうち何回か始めたりやめたりをくり返すものであるため，その活動を多様化して退屈や逆戻りを防ぐことが身体活動には特に大切なのである。

　初期段階（行動を変えようと思わない前熟考期や，行動を変えようと思っている熟考期）の従業員は，おそらく健康増進の専門家が最も働きかけたいターゲットだろう。しかし，この人たちには動機付けの準備性が欠けているため，職場の身体活動イベントに参加してもらうのは最も難しい。この人たちの身体活動の重要性に対する意識を高め，身体活動は「誰でも」できるのだという考えを強化し，今のように体を動かさないでいると自分にも周りの大切な人たちにもどんな影響があるかを考えさせることが，あなたの仕事である。このグループには，身体活動をしたくないというあなたの気持ちは分かります，というような動機付けをねらいとしたメッセージが最も重要である。例えば，よくある障害をどうやって克服すればよいかというようなアイデアであれば，この人たちも注目するかもしれない。なぜなら，身体活動ができないという理由がいくつもあるので，身体活動ができないと思っているからである。「身体活動する準備ができていないですって？」というような見出しをつけると，初期段階の従業員にも，これは自分にふさわしい情報だということが分かる。初期段階にいる人へのメッセージや，後期段階の人向けのイベントは，すべての従業員に身体活動の重要性を知らせるとともに，経営者もそれを重視していることを伝え

ることになる。経営者が身体活動を重視していることが分かると，初期段階の人でも実際に何らかの身体活動を始めようとすることがあるため，これは非常に重要である。

ターゲット層への働きかけ

職場で身体活動のためのメッセージを伝える一般的な方法は，それらのメッセージを掲示板やカフェテリアや入り口など，よく目に付くところに貼っておくことである。多くの職場では，電子メールでの質疑応答をするのもよい。しかし現在，もっと活動的になるのに関心がない人はこれらのメッセージにあまり注目しないだろうし，自分には関係のないものとしてさっさと忘れてしまうだろう。この場合は，オフィスメールや給料袋，ボイスメール，会社のイントラネットによる簡単な告知など，従業員が常時使用する別のコミュニケーション方法を考える必要がある。経営者や他の従業員，人事部，社員補助プログラム，労働組合のリーダーなどからのメッセージがあれば，初期段階のステージにいる人でも，身体活動を考え直してみようという気にはなるかもしれない（USDHHS et al., 1999）。また，いくつかのコミュニケーション方法を使うと，その組織が身体活動の推進に力を入れていることがよく分かる。

ステージに合った教材の開発

利用できるいろいろな運動施設を紹介した資料や，運動プログラムの始め方（例えば「運動とあなたの心臓：身体活動ガイド」や「ウォーキング・ハンドブック」といったAHA〔アメリカ心臓協会〕のパンフレット）などのほか，身体活動をしようと思っていない人や，思ってはいるがまだ始める準備ができていない人向けに利用できる資料も使うようにする。例えば，定期的な活動がもたらす恩恵についてのチラシや，運動の妨げになっている一般的な障害への対処法などの教材である。このような資料では，従業員がそのパンフレットを取り上げ，運動について読むという重要な一歩を踏み出したことに，賞賛の言葉を忘れないようにする。題名や本文の初めに，「読者は，今は身体活動を始めようと思っていないかもしれないが，将来，身体活動をすることをもっと真剣に考えるときがきたら，この情報が役に立つかもしれない」ということを書いておくとよ

い。例えば我々は，前熟考期の人向けの資料には「一体何が書いてあるの？」，「こんなのが必要だろうか？」というような題名をつけた。こうすると，初期段階の読者には自分に合った資料だということが分かり，実際に目を通す可能性が高くなる。後期段階の人はこれとは異なり，どうやって怪我を防止するか，いつもの身体活動をより楽しくするにはどうすればよいか，休暇中や出張中に身体活動するにはどうすればいいか，といった情報を求めている。ステージに合った資料のためのテーマを以下に挙げてみよう。

[ステージに合った教材作成のためのテーマ]

◎前熟考期：行動を変えようと思わない
身体活動が健康にもたらす恩恵
よくある言い訳に打ち勝つ

◎熟考期：行動を変えようと思う
ライフスタイルの中の身体活動を増やす
メリットとデメリットについて考える
短期目標と長期目標を立てる
自分に褒美を与える

◎準備期：何らかの身体活動をする
目標設定
ウォーキング・プログラムを作成する
身体活動を楽しむコツ
忙しいスケジュールの中にもっと身体活動を取り入れる

◎実行期：十分な身体活動をする
障害を克服する
退屈を防ぐ
ソーシャルサポートを得る
身体活動の自信を高める

◎維持期：身体活動を習慣化する
怪我を防ぐ
新しい活動を試してみる
困難な状況に前もって対策を立てておく

自分に褒美を与える

中等度の強度の活動の重点化

身体活動というと，今なお「痛みなくして得るものなし」という昔の格言に固執する人が多い。この考え方は，もっと身体活動をしようという気のない人には，とりわけ魅力がない。変容ステージをもとにした職域プログラムでは，少しの活動でもまったくしないよりましという考え方に沿って，あまり時間やエネルギーを必要としない活動を進めなければならない。このような活動の例としては，例えば時々はエレベーターではなく階段を使うとか，一日だけ駐車場の端に車を停めるとか，休み時間にウォーキングをする，というようなことが挙げられる。プログラムの効果を高めるため，従業員に身体活動をする機会を与えてくれるよう，経営者に頼んでみよう。

企業や経営者の中には，身体活動の推進に乗り気でないところもある。これは，職場での身体活動の推進によって従業員が怪我をした場合，責任問題に発展するのを心配しているからだ。さらに各従業員に向かって「まず医師に相談してください」と言うのでは，障害を増やすだけである。この問題に取り組むには，あなたが提唱しているのは中等度の強度の活動だということを経営者に分かってもらうようにすることだ。身体活動の準備性に関する質問票 (PAR-Q; 8章参照) を使うと潜在的な健康上の問題が分かり，この問題についての経営者の不安を軽減することができる。

イベントの企画

ウォーキング・マラソンや全米地図を使った歩行距離レースなど，職場での活動を主体としたイベントを開催するためのアイデアはいくつもある。しかしステージに合った職域プログラムでは，ウォーキングプログラムや体系的な運動クラスや行動的スキル構築プログラムなど，もっと個人的に情報を与えるようなイベントも開くとよい。初期段階のステージにいる従業員向けのイベントとしては，例えば障害評価がある。従業員に少し時間をとってもらい，自分が身体活動をしない最大の理由をいくつか挙げてもらう（8章の**図8.4**の用紙を用いるとよい）。そして，それらの障害を克服するために問題解決法を用いるの

◎行動変容ステージモデルを応用した介入

である。これは個人でもグループでもできる。また従業員に，もう少し身体活動をしたら個人的にどんな恩恵を得ることができるだろうかと考えてもらい，その恩恵を家族や同僚に伝えてもらうというのもよい。初期段階の人の短期目標としては，身体活動に関するウェブサイトの記事を見つけるというのもよいだろう。これはあなたにも資料として役立つ場合があり，他の従業員に配布することができる。プログラムを始めるにあたって，講演者を招いて話をしてもらうとか，Tシャツや靴紐や水筒といった景品を配布すると，プログラムに対する従業員の意識を高めることができる。

　初期段階の変容ステージにいる従業員は，現在はもっと活動的になろうなどと思っていないかもしれないが，体重管理や喫煙やストレスの軽減やタイムマネジメントなど，それに関連のある問題には興味があるかもしれない。このようなテーマに取り組むことで，新しいタイムマネジメントスキルを使えば，もっと活動的になれるという自信をつけることができたり，もう少し活動的になることが体重を管理する努力にも役立つと納得させたりすることができる。またこれらのテーマは準備期，実行期，維持期の人にも当てはまることが多いため，その活動を増やしたり，維持したりするのに役立つ。よって，プログラムでこれらのテーマに取り組むことは，時間や経営者の資金を非常に効率よく活用することにもつながるのである。

参加に対する報奨

　職場での身体活動介入例をみると，参加に対する報奨が多い程，プログラム効果が上がることが分かる（Dishman, Oldenburg, O'Neal & Shepard, 1998)。最初は特にそうだが，参加への報奨物をいくつかプログラムに入れておくと，従業員はプログラムに真剣に打ち込むようになる。報奨物は，給与が増えるとか参加費が払い戻されるといった金銭的なものでもよい。経営者が地元の運動施設と協力して，プログラムに申し込んだ従業員に1ヵ月間，その施設の会員権を与えるというのでもよいだろう。申し込んだとき，または目標を達成したときに，Tシャツなどの景品をもらえるという方法も使われている。しかし達成目標は個人従業員の基本的な動機付けレベルと一致していなければならない。週に5日間，身体活動についての記事を読めば目標が達成されるという従

業員もいれば，週に5日間，身体活動に参加しないと目標が達成されないという人もいる。職場でトロフィーや賞状や優秀者発表などの贈呈を行うと，身体活動の社会的規範を生み出すのに役立つ。参加者の名前を社内報に載せるのも効果的である。有給の参加時間を取れるという方法も，従業員を参加させるための報奨物として用いられるが，これにはもちろん経営者の承認が必要となる。

職域プログラムのためのステージ別戦略

　職場における身体活動推進プログラムに対する従業員の興味と経営者の支援の程度，使える資金，そのプログラムを実行するための方法などの評価を終えたら，次はそれらを1つにまとめなければならない。あなたがアドバイスしている従業員のニーズに合ったプログラムを作るうえで，次に挙げた職域プログラムのためのステージ別戦略が何らかの役に立てば幸いである。

◎行動変容ステージモデルを応用した介入

STAGE 1 前熟考期[職域]
行動を変えようと思わない人のためのステージ別戦略

　不活動で，身体活動を変えようと思わない従業員のためには，身体活動の恩恵に対する意識を高め，これらの恩恵を得るために必要な活動レベルを知るようにするとよいだろう。このような従業員の意識を高め，身体活動がその生活に果たす役割について考えるきっかけになれるような方法をいくつか挙げてみる。

身体活動に対する意識を高めるには，どんな方法があるだろうか？
◎プログラムの初めに講演者を招いた特別イベントを開催したり，全員にTシャツを配ったりする（USDHHS et al., 1999）。
◎正面玄関や受付付近，エレベーターや階段の横，掲示板，コーヒーやスナックの自販機，トイレなどの目立つ場所に，情報ディスプレーを設置したり，電子メールで情報提供したりする（USDHHS et al., 1999）。
◎身体活動に関する情報を読んだり見つけたりした従業員に報奨物を与える。
◎現在，より活動的になろうとは思っていない人向けに印刷教材を配布する。
◎昼食時間中に健康フェアを開催し，体力測定，血圧測定，肥満度測定などを行う。これらが身体活動によってどのような影響を受けるか関連付ける。

従業員が身体活動について考えるようになるには，どのような情報が必要だろうか？
◎一般的な誤解を解くためのプレゼンテーションを行う（健康上の恩恵を得るためには激しい運動をしなければならない等）。
◎新しく勧告されたレベルの身体活動や，中等度の強度の身体活動の蓄積（accumulation）によって得られる健康上の恩恵について情報提供する。
◎健康上の恩恵を得るために，中等度の強度で実施すればよいライフスタイ

ルのリストを提示する．このステージでは，まだ「痛みなくして得るものなし」という考えを持っている人もいるかもしれない．

このステージの従業員個人に合った身体活動にするには，どのような方法があるだろうか？

◎健康フェアを開催し，体力測定を行う（USDHHS et al., 1999）．
◎家庭や職域における身体活動の障害（プログラムの目標によって異なる）を評価し，それを克服するためのアイデアを提案する．
◎活動的になることで個人的にどんな恩恵があるかを従業員に挙げてもらう．
◎個別メッセージを送ることで，そのメッセージと従業員の生活がどんなふうに関係しているかを考えてもらう．
◎体重減少，タイムマネジメント，ストレス管理，禁煙といった関連のあるテーマでワークショップやセミナーを開催する．このようなテーマと身体活動の関連についても論じる．
◎その職場の従業員が最も望んでいることは何かを見つけ，その目標に合わせたアドバイスをする（体重減少，健康上の恩恵，精神衛生上の恩恵）．

このような従業員には，どんな特別イベントが特にふさわしいだろうか？

◎「言い訳トップテンTシャツコンテスト」の開催（Glaros, 1997）．
　従業員に運動しない理由を2つ書き出してもらう．1つは正当な言い訳，もう1つはユーモラスな言い訳とする．これらの言い訳を社員福利委員会またはその他のスタッフに判定してもらう．
　「言い訳トップテン」とプリントされたTシャツを注文する．トップテンに選ばれた言い訳を書いた従業員には，このTシャツを無料で贈呈する．応募者全員に，正当な言い訳を克服する方法を支援，指導，提案する．応募者のリストをターゲット層のメーリングリストとして活用し，身体活動推進のための教材を送る．

◎行動変容ステージモデルを応用した介入

STAGE 2 熟考期［職域］
行動を変えようと思っている人のためのステージ別戦略

　このステージの従業員には，身体活動の恩恵にもっと気づいてもらうことや，それを職場で取り入れてもらうことを，あなたの目標の1つにするとよいだろう。また，このような従業員が実際に身体活動できるようにすることを目標にしてもよいだろう。これらの目標を達成するためのアイデアをいくつか挙げてみる。

身体活動に対する意識を高めるには，どのような方法があるだろうか？
◎もっと身体活動をしようと思っている人向けの印刷教材を配る。
◎身体活動に関する教材の揃った身体活動ライブラリを作る（USDHHS et al., 1999）。
◎新年の決意，春の初め，毎年の従業員健康診断などの日を利用して，情報提供したりイベントを開催したりする（Glaros, 1997）。
◎プログラムの初めに講演者を招いた特別イベントを開催したり，全員にTシャツを配ったりする（USDHHS et al., 1999）。
◎正面玄関や受付付近，エレベーターや階段の横，掲示板，コーヒーやスナックの自販機，トイレなどの目立つ場所に，情報ディスプレーを設置したり，電子メールで情報提供したりする（USDHHS et al., 1999）。
◎身体活動に関する情報を読んだり見つけたりした従業員に報奨物を与える。

従業員が身体活動について考えるようになるには，どのような情報が必要だろうか？
◎健康フェアを開催し，無料で体力測定を行う（USDHHS et al., 1999）。
◎地域で身体活動するための施設リストを作成し，配布する（USDHHS et al., 1999）。

◎家庭や職域における身体活動の障害（プログラムの目標によって異なる）を評価し，それを克服するためのアイデアを提案する。
◎身体活動計画作成についてのワークショップを開く（何を，どこで，いつ，誰と行うか）。

従業員に身体活動をしてみようと思わせるにはどのような方法があるだろうか？

◎勤務時間中に10分間の「ウォーキング休憩」をとる機会を従業員に与える。
◎エレベーターの横に，「エレベーターの代わりに階段を使いましょう」というポスターを掲示する。
◎一定期間内に10分間の身体活動をするという目標を定め，従業員にその「開始日」を決めてもらう。従業員がどのようにできたのかをフォローアップする。
◎昼食には社内のカフェテリアや近くの店ではなく，数ブロック先の店まで行くように従業員にお願いする。
◎「少しの運動でもまったくしないよりまし」というメッセージを与える。

このステージの従業員には，どんな特別イベントがふさわしいだろうか？

◎「自分の靴でショッピングモールを歩こう」イベントの開催（Glaros, 1997）。

ショッピングモールの中で適当な距離を歩けるようなコースを設定する。チェックポイントとして，適切な間隔で店を選び，セールス価格，目玉商品やユニークな陳列など，ショーウィンドーの特徴を記録する。これらの記録をもとにして質問を作成し，参加者がコースを歩く間に答えを見つける「店探しゲーム」を行う。

参加者には体を動かすことの少ない人が多いので，歩く距離は控えめにする。2人組になり，指示した順にコースを歩くよう励ます。

ショッピングモールで使える商品券を景品にする。

◎行動変容ステージモデルを応用した介入

STAGE 3 準備期［職域］
何らかの身体活動をしている人のためのステージ別戦略

　このステージの従業員は職場での身体活動推進プログラムに前向きであり，何らかの身体活動をしているものの，全国ガイドラインのレベルには満たない。したがってこのグループには，例えば職場での身体活動を増やすことで週の身体活動量を増やすように促すことをプログラムの目的にするとよいだろう。身体活動プログラムを実施するためには，職場で利用できる様々な方法の中から選ぶとよいだろう。このステージの従業員をターゲットにしたアイデアをいくつか挙げてみる。

このステージの従業員にあなたのメッセージを届けるには，どのような方法があるだろうか？

◎身体活動のための時間をつくることや，一日を通じて常に身体活動するための方法についてのワークショップを昼食時に開催する。
◎「今日のコツ」を提供するための電子メールを活用したプログラムを始め，従業員の身体活動レポートに対して電子メールでフィードバックし，激励や支援を提供する。
◎消費エネルギーの表を郵送する。
◎運動を優先して実施するためのワークショップを昼食時に開催する。
◎さらに活動しようと考えている人向けの印刷教材を配布する。

これらの従業員の身体活動を増やすには，どのような方法が役に立つだろうか？

◎毎週の身体活動量を記録するように促す。活動的なライフスタイルに改善できるようにするためのポイントシステムを作る。ポイントを集めて，地元のスポンサーから寄付された景品などの大きな褒美と交換できるように

する（USDHHS et al., 1999）。
◎エレベーターの横に，「エレベーターの代わりに階段を使いましょう」というポスターを掲示する。
◎従業員間で非公式の身体活動支援ネットワークづくりをサポートする（USDHHS et al., 1999）。
◎従業員の体力レベルに応じた運動処方を提供する。
◎一日に座って過ごした時間と体を動かして過ごした時間を従業員にモニターさせる。座って過ごす時間を，体を動かす時間にするように促す。
◎1対1の打ち合わせをウォーキングしながらするよう勧める。
◎2分間ウォーキングをすることを思い出すようにするため，コンピューターから1時間おきに合図の発信音が出るようセットすることを従業員に提案する。
◎自分の身体活動量を増やすために，従業員に現実的な目標を設定するよう勧める。
◎安全で批判されない環境で，新しい身体活動スキルを使えるような機会を従業員に与える。

このステージの従業員には，どのような特別イベントがふさわしいだろうか？

◎「エベレスト踏破」イベントの企画（Glaros, 1997）。
この旅行の準備をするには，いくつかの計算が必要である。エベレスト山は標高29,028フィート（8,848m）である。オフィスビルの階高は通常13フィート(約4m)である。この企画の1つの方法は，参加者に毎日130フィート（約40m：10階分）を週5日登ってもらう。4人で一組の「トレックチーム」を作ると，約11週間でイベントが終了する。
チームを統括するリーダーとして，「シェルパ」を1人指名する。チームメンバーは毎週，自分の登った距離をシェルパに報告し，シェルパはそれらを合算してあなたに伝える。

◎行動変容ステージモデルを応用した介入

stage 3

その代わりに，各階段の下に登山記録を書く簡単な用紙と投函箱を設置してもよい。一日で1週間分の登山をしてしまおうとせずに，毎日の日課の1つとして階段を上るよう従業員に勧める。

STAGE 4 実行期［職域］
十分な身体活動をしている人のためのステージ別戦略

　このグループの従業員は最近になって全国ガイドラインのレベルの活動をするようになった人たちである。このグループには，これからも長期間活動に参加できるよう促すことを目標にするとよいだろう。そのためのアイデアをいくつか挙げてみる。

このステージの従業員にあなたのメッセージを届けるには，どのような方法があるだろうか？
◎定期的に身体活動をしているが，最近始めたばかりという人向けの印刷教材を配布する。
◎問題解決のためにインターネット上でチャットルームを立ち上げる。
◎身体活動に飽きないようにするために，昼食時にワークショップを開催する。
◎「今日のコツ」を提供するための電子メールを活用したプログラムを始め，従業員の身体活動レポートに対して電子メールでフィードバックし，激励や支援を提供する。

これらの従業員が身体活動を継続するにはどのような方法が役に立つだろうか？
◎代わりの身体活動（ローラーブレード，テニス，キックボクシング，ボクササイズ）のスキルを教える。
◎仕事や毎日の生活が特に忙しいとき，身体活動を継続したり，再開したりするための計画を立てるよう勧める。
◎家族や友達も含めたイベントを主催する。
◎職場の地面に距離のマーカーを設置したり，屋内の廊下の距離を測った

◎行動変容ステージモデルを応用した介入

りする（USDHHS et al., 1999）。
◎従業員が地域の運動施設を使えるように交渉する。
◎従業員が身体活動に過ごした時間に対して週毎にポイントを与え，そのポイントをスポーツウェア，映画チケット，地域の運動施設やダンスの入場券といったちょっとした景品と交換できるようにする（USDHHS et al., 1999）。

このステージの従業員には，さらにどのような活動がふさわしいだろうか？

◎サポートグループづくりの推奨（Gloras, 1997）。

調査やフォーカスグループインタビューを実施してニーズを明確にする。適切な方法で対象者向けのメーリングリストを作成する。そのリストの従業員に支援メッセージを送る。

グループの宣伝をし，最初のセッションの日時や場所を公示する。

プログラムの専門家に，最初のセッションに同席してもらう（必要に応じて，今後のセッションにも出席してもらう）。セッションでは専門家を紹介し，グループ目標を設定し，グループのために自分自身のアイデアを共有する。

意思を伝達したり裏方で支援したりできるグループの指導者の候補者を見つけておく。セッションのスケジュール案を作り，あなたのつてを使って部屋を予約したり，必要に応じて経営者の許可を得たりする。

従業員の活動や状態がどうなっているかを知るため，適宜セッションに出席する。

STAGE 5 維持期[職域]
身体活動を習慣化している人のためのステージ別戦略

このステージの従業員は少なくとも6ヵ月以上，定期的に身体活動を続けているので，身体活動には熟知している。このグループのプログラムは，逆戻りの予測，身体活動の継続が困難な状況に対する対策や長期にわたる動機付けの維持ができるよう支援することを目標にするとよいだろう。これらの目標を達成するため，いくつかのアイデアを挙げてみる。

このステージの従業員が身体活動を中断しないようにするには，どのような方法が役に立つか？

◎少なくとも6ヵ月以上，身体活動をしている人向けの印刷教材を配布する。
◎チャリティーウォークやチャリティーマラソンを主催する。
◎目標設定の継続を支援するため，歩数計，セルフモニタリング冊子やセルフモニター用紙とマグネットを無料配布する（7章参照）。
◎このステージの従業員に，身体活動を始めようとしている友人，家族，同僚の支援者となるように依頼する。
◎傷害予防のためのワークショップを開く。
◎退屈さを減らすため，代わりの活動をするためのスキルを教える。

このステージの従業員には，どんな特別なイベントがふさわしいか？

◎10月の全国ジョギングデーを記念してイベントを行う。この日はマラソンシーズンの終わりを告げる日であり，特に北部では厳しい冬季でも走り続ける準備をしたり，励ます日でもある（Glaros, 1997）。
◎10キロと2キロのお楽しみウォーキングや競走を企画する。チームのイベントには家族で参加できるようにする（例えば父親と子どもなど）（Glaros, 1997）。

◎行動変容ステージモデルを応用した介入

stage 5

- ◎目的地を定めるか，サンクスギビング（感謝祭）か正月のいずれかからの累積距離を測るウォーキングやランニング・プログラムを始める（Glaros, 1997）。
- ◎職場の気候が変化する場所であれば，寒い気候の中でも身体活動を行うためのセミナーを開催して，トレーニング方法や専用ウェアの両方を取り上げる。
- ◎その機会を利用して，関心はあるがランニングをしない人にランニングを紹介する。
- ◎冬季の屋外ウォーキングやランニングの代わりに，トレッドミルを使ったイベント週間を企画する。
- ◎特に新メンバーには，ウォーキング・クラブに積極的に参加するよう勧める。
- ◎地元の大学や地域のスポーツ施設など，冬季に屋内で身体活動をするのに適した場所のリストを作る。できれば地図をつける（Glaros, 1997）。

結論

　アメリカ人の多くは自宅以外で働いているので，職域身体活動プログラムは多くの人に普及する可能性がある。従来の職域プログラムは，身体活動をする気のある人だけが参加するというものになりがちだった。しかし本章で説明したようなステージ別アプローチは，従来のプログラムよりもずっと多くの従業員の参加を可能にする。あなたが職場の従業員全員のニーズに合った身体活動プログラムを作成したり，実施したりするうえで，本章が役立つアイデアを提供できれば幸いである。

文献

◎Dishman, R.K., Oldenburg, B., O'Neal, H., & Shephard, R.J.(1998). Worksite physical activity interventions. American Journal of Preventive Medicine, 15, 344-361.
◎Glaros, T.E.(1997). Health promotion ideas that work: 84 proven activities for the workplace. Champaign, IL: Human Kinetics.
◎Marcus, B.H., Emmons, K.M., Simkin-Silverman, L.R., Linnan, L.A., Taylor, E.R., Bock, B.C., et al.(1998). Evaluation of stage-matched versus standard self-help physical activity interventions at the workplace. American Journal of Health Promotion, 12, 246-253.
◎Sharratt, M.T., & Cox, M.(1988). Employee fitness: State of the art. Canadian Journal of Public Health, 79, S40-S43.
◎Shephard, R.J.(1992). A critical analysis of work-site fitness programs and their postulated economic benefits. Medicine and Science in Sports and Exercise, 24, 354-370.
◎U.S. Department of Health and Human Services.(1993). 1992 national survey of worksite health promotion activities. Washington, DC: U.S. Government Printing Office.
◎U.S. Department of Health and Human Services, Public Health Service, Centers for Disease Control and Prevention, National Center for Chronic Disease Prevention and Health Promotion, & Division of Nutrition and Physical Activity.(1999). Promotion physical activity: A guide for community action. Champaign, IL: Human Kinetics.
◎Wanzel, R.S.(1994). Decades of worksite fitness programmes: Progress or rhetoric? Sports Medicine, 17, 324-337.

◎行動変容ステージモデルを応用した介入

第11章
行動変容ステージモデルを地域型のプログラムに用いる

　域型の身体活動プログラムを作成・実行することによって，あなたの地域の公衆衛生に影響を与えることができる。しかし，地域全体のニーズに合った身体活動プログラムを作成するのは大変な作業である。どんな地域であっても，個人間には明らかな違いがある。一体，誰をターゲットにすればよいのだろうか。この人たちに最も役に立つのは，どのようなプログラムだろうか。また，このような大規模なプロジェクトを実行するには費用もかかる。だが地域型プログラムは，メディアの取材，印刷教材，地域における指導者の参加，それにスポーツの集いや健康フェアなどのイベント開催といった様々なチャンネルを通じて，体を動かすことの少ない多くの人に働きかける可能性を持っている。また，電話や対話型のコンピューターシステム，インターネットなどの情報通信技術を利用して，1人あたり安価な費用で，より多くの人に働きかけることができる（Marcus, Owen, Forsyth, Cavill & Fridinger, 1998）。

　過去30年間，地域社会では身体活動など，循環器疾患のリスクファクター改善のためのキャンペーンが行われてきた。これまで，スタンフォード5都市プログラム（Young, Haskel, Taylor & Fortman, 1996）やミネソタ心臓健康プログラム（Luepker, Murray, Jacobs & Mittelmark, 1994）といったプログラムが実施されているが，それらは身体活動だけでなく，高血圧，貧しい食生活，喫煙など，循環器疾患のリスクファクターに重点を置いたものである。またこれらは，1つですべてのニーズを満たそうという万能型アプローチである。これは身体活動を始める動機付けの準備性などと関係なく，すべての人に一般的な身体活動促進のメッセージを与えるものである。このようなプログラムは，身体活動に対する意識を高めるのには役立つが，身体活動を増やすのには効果

が薄い（Marcus, Owen, et al.,1998）。

　我々は，地域内の個々人のニーズによりよく対応するには，母集団をいくつかの小グループ（ターゲット層）に分け，それぞれの小グループに合ったプログラムを作ることが大切だということを学んできた。いくつかの研究では，変容ステージによって対象者をグループ分けし，それぞれのステージをターゲットにしたメッセージを発信したところ，従来の方法よりも人の行動を変える成功率が高いことが証明されている（Marcus, Bock, Pinto, Forsyth, Roberts & Traficante, 1998; Marcus, Emmons et al., 1998）。6章ではこれらのプログラムのうち，「ジャンプスタート・トゥ・ヘルス：職域型プログラムの研究」や「ジャンプスタート：地域型プログラムの研究」など，いくつかをさらに詳しく説明した。

　本章では，変容ステージを使って，地域の人々に役立つプログラムや，その人たちにとって効果的な方法を作成するにはどうすればよいかについて述べている。また，『身体活動の促進：地域社会の行動の手引き（Promoting Physical Activity: A Guide for Community Action）』（USDHHS et al., 1999）も参照されたい。これは地域型プログラムの作成と実施のための優れた手引き書である。ではまず，プログラムを作成するにあたって，なぜ変容ステージを用いるのかについて説明しよう。

地域社会の変容ステージ

　従来，行動変容ステージモデルは「個人」レベルの行動変容を説明するのに用いられるものである（USDHHS et al., 1999）。しかし一部の研究では，それを地域社会全体に応用し，その社会にどれほど身体活動を住民のための優先事項にする用意があるかを説明するのに用いている（Abrams, 1991; McLeroy, Bibeau, Steckler & Glanz, 1998; USDHHS et al., 1999）。研究者も健康づくりの専門家も，個人の行動変容には環境要因を考慮に入れるのが大切だということは分かっている。例えば，もっとサイクリングコースやウォーキングコースを作るなどの環境要因は，個人の行動変容を促進するものである。その他，経営者が従業員に身体活動をする時間を与えないといった制度的な要素をはじめ，いろいろな要素が個人の変容を妨げている。その地域社会の社会的要素（地方

◎行動変容ステージモデルを応用した介入

行政からの支援など）も，地域社会レベルにおける身体活動の変容ステージに影響を与えている。**図11.1**で示したように，環境的，社会的，制度的要素は互いに影響し合っており，すべてがその社会の変容ステージを考えるときの重要な検討事項になっている。地域社会レベルでの変容ステージとはどういうものか，いくつか具体的な例を挙げてみよう（USDHHS et al., 1999, p.62）。

◎従業員医療給付に身体活動報奨金も含めることを検討している職場は，熟考期（行動を変えようと思っている）といえる。

◎経営者がすでに費用対効果の高い身体活動を制度に組み入れるための適切な措置を取っている職場は，維持期（身体活動を習慣化している）といえる。

◎学区全体にプログラムを取り入れる前に，1つの学校で実験的に身体活動モ

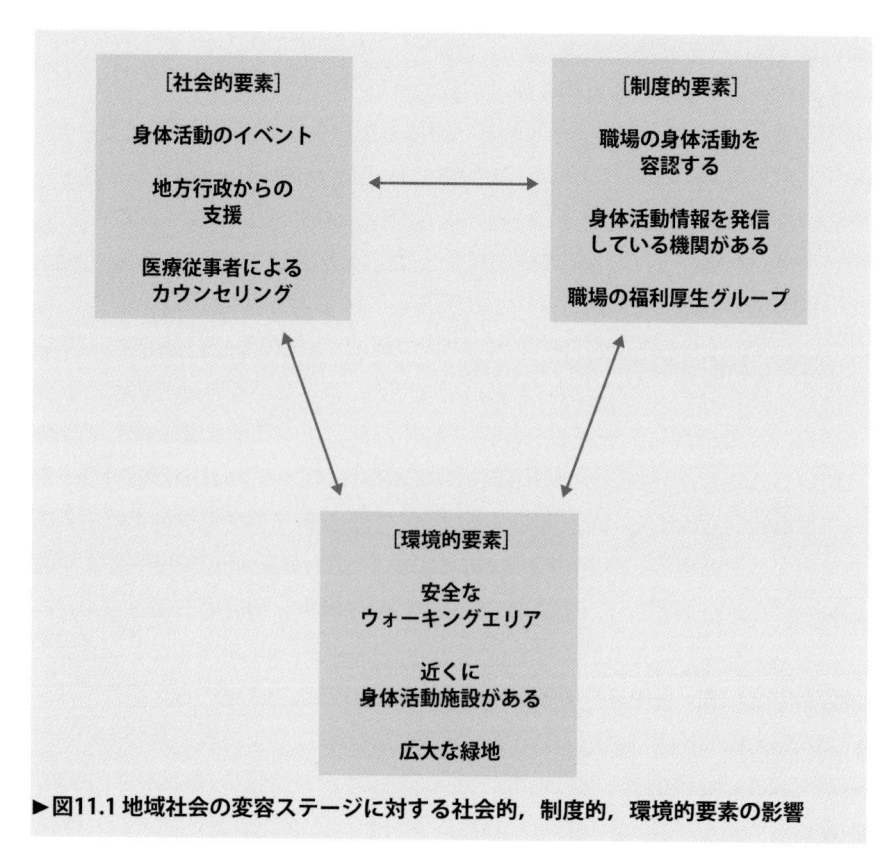

[社会的要素]
身体活動のイベント
地方行政からの支援
医療従事者によるカウンセリング

[制度的要素]
職場の身体活動を容認する
身体活動情報を発信している機関がある
職場の福利厚生グループ

[環境的要素]
安全なウォーキングエリア
近くに身体活動施設がある
広大な緑地

▶図11.1 地域社会の変容ステージに対する社会的，制度的，環境的要素の影響

デルプログラムを行っている学区は，準備期（何らかの身体活動をしている）といえる。
◎昔の鉄道路線を歩道とサイクリングコースに転換する工事をしている地域は，身体活動に真剣に取り組んでおり，実行期（十分な身体活動をしている）と見なしてよい。

　その地域社会の変容ステージが分かると，地域レベルではどんな変容へのバリアがあるか（安全にウォーキングできない地域，身体活動関係のイベントが少ない，地方行政からの支援がない，など），また地域がどんな身体活動へのサポートを提供しているか（身体活動について医療従事者が積極的に患者にカウンセリングする，職場にすでに福利厚生グループがある，など）が分かる。その地域社会の身体活動への動機付けの準備性を判断するには，いろいろな方法がある。地域社会の物理的環境を調べてもよいし，様々な特徴を持った社会のメンバーに面接調査をして，この人たちが身体活動を始めたり，それを維持したりするうえで必要なソーシャルサポートが受けられるかどうか（安全なウォーキングエリア，職場の身体活動を容認する，近くに地域の運動施設がある，など）を調べてもよい。また，その地域社会が身体活動に関係のある目標や運動にどれほど真剣に取り組んでいるか（各機関は身体活動情報を進んで提供しているか，身体活動に関係のあるイベントが開かれているか，など）も判断材料になる。ステージの評価は，その地域社会の身体活動促進の現状，身体活動を促進しようという意図，それを実施するために取った措置や立てた計画などを総合して勘案せねばならない（USDHHS et al., 1999）。

　地域社会レベルで変容ステージを判断するには，その地域社会が変容しようという意図を評価するとともに，身体活動に関連した具体的な行動目標を達成できるかどうかも評価する必要がある（USDHHS et al., 1999）。このような行動目標には，次のようなものが含まれる。

◎**ソーシャルネットワーク**：地域のウォーキンググループを作る。地元の保健機関と協力する。企業と運動施設が連携するよう促す。地域のメンバーにアイデアや情報や励ましを与えるホットラインを設ける。
◎**環境**：サイクリングコースやウォーキングコースを作るため，基金を募る。

運動施設の近くに住宅地を作る。公共輸送機関を設ける。歩道用の街灯を整備する。
◎ **地域社会の規範**：職場に出勤するときはヘルメットをかぶって自転車に乗るよう勧める。フィットネス施設に育児施設を設ける必要性を宣伝する。地域の指導者に身体活動メッセージを発信してもらう。
◎ **政治と法律**：従業員に身体活動を勧めている職場には減税措置を取るよう、議会に働きかける。緑地保護のための都市計画法案を制定する。

その地域社会のために計画しているいろいろなプログラムについて、その社会の変容ステージがどの程度か判断できたら、次にその社会の中の個人のニーズにどう応じればよいかを考える。

地域社会の中の個人に働きかける

その地域社会に住む人全員に影響を与えるなどという目標は、現実的とはいえない。それよりも、地域社会の身体活動プログラムの目標としては、その地域に住む大半の人に働きかけることを考えるほうがよい。また、その地域社会の中の全員のニーズを満たそうとすると、結局は誰も満足しないという結果に終わってしまう。先に述べたように、一般的なプログラムは、身体活動を取り入れるかどうかに影響する個人差を考慮していない。大勢の人に役立つプログラムにするには、あなたが働きかけようとする人々のニーズを調べることが重要である（USDHHS et al., 1999）。その地域社会にはどのステージにいる人々が多いかを調べ、あなたがターゲットとする人々もそこに入ると判断してもよいし、ターゲット層を選んでからその人々のステージを判断してもよい。プログラムを作成する前に知っておかなければならないのは、ターゲット層が身体活動についてどう考えているか、なぜもっと活動的になりたいと思うのか、何が妨げになっているのか、どこへ行けば情報やサポートが手に入るのか、というようなことである。ターゲット層のニーズに合わせたメッセージを発信することもできる。これは「ソーシャルマーケティング」というビジネスマーケティングの原則に基づいた計画である（Kotler & Zaltman, 1971）。ソーシャルマーケティングとは、販売者が消費者に「これがあなたに最適です」と言うのでは

なく，消費者が「自分にはこれが最適だ」と考えているものは何かを探り，消費者の考えに合うような解決法を考案するというやり方である。消費者の考えを知るには，ターゲット層の代表者によるフォーカスグループインタビューや個人面談などを利用するとよい。

　ソーシャルマーケティングを使った例としては，地域社会健康評価・促進プロジェクト（CHAPP）がある。これはエモリー大学地域公衆衛生学部と疾病管理センターが共同開発した地域社会の栄養・運動プログラムで，ジョージア州アトランタのスラム地域に住む体重超過で低所得のアフリカ系アメリカ人女性を対象としたプロジェクトである（Lasco, Curry, Dickson, Powers, Menes & Merritt, 1989）。健康づくりの専門家の中には，貧しくて恵まれない人々はもっと他に考えなければならない深刻な問題を抱えているのだから，この人たちに身体活動を促進するのは非生産的だという意見もある。しかし，CHAPPの開発チームの調査によると，ターゲット層がよりよい食生活や身体活動によって健康を改善することに非常に興味を持っていることが分かった。CHAPPプログラムの参加者は，身体活動によって自分自身の管理ができ，もっと活動的になることで自分には能力があると感じることができたと報告している。

　しかし，プログラム開発者の調査によると，このような都会の地域社会で役立つプログラムを作る場合，参加者に面接でこのプログラムについてコメントしてもらい，その提案をプログラムに取り入れることが大切だということが分かった。例えば，参加者が活動するには安全で快適な方法が必要だということが分かったので，危険な地域のウォーキンググループは警備員がエスコートすることにした。また，プログラムに参加していない人にみられながら運動するのは落ち着かないという人が多いことが分かったため，エアロビクス教室には中が見えないようにブラインドが取り付けられた。CHAPPプログラムではこの他にも，安価で利用できる輸送機関や育児施設も整え，バリアをなくすようにした。これは，あるグループに焦点を絞り，そのグループがプログラムに何を望むかを調査し，その人たちのニーズによりよく対応できる要素を取り入れた1つの好例である。

◎行動変容ステージモデルを応用した介入

ステージに合ったメッセージを考える

　身体活動メッセージとしては，ソーシャルマーケティングの原則に基づき，「ターゲットを絞った」メッセージと「個人に合わせた」メッセージとがある（▶**図11.2**）。ターゲットを絞ったプログラムでは，変容ステージなど，何らかの特徴に沿ってその集団をグループに分け，その特徴に合わせてプログラムを提供する。ターゲットを絞ったアプローチでは，小グループのメンバーは皆よく似ており，同じメッセージがグループのメンバー全員に効果的に伝わると仮定する。変容ステージによってターゲットを絞り，それぞれのステージに合った身体活動についての印刷教材を配布すると，身体活動を増やすのに効果が高いことが示されている(Marcus, Banspach, Lefebvre, Rossi, Carleton & Abrams, 1992; Marcus, Emmons et al., 1998)。「イマジン・アクション」や「ジャンプスタート・トゥ・ヘルス」などの職域型プログラムの研究があり，この種のプログラムについては6章で詳述している。

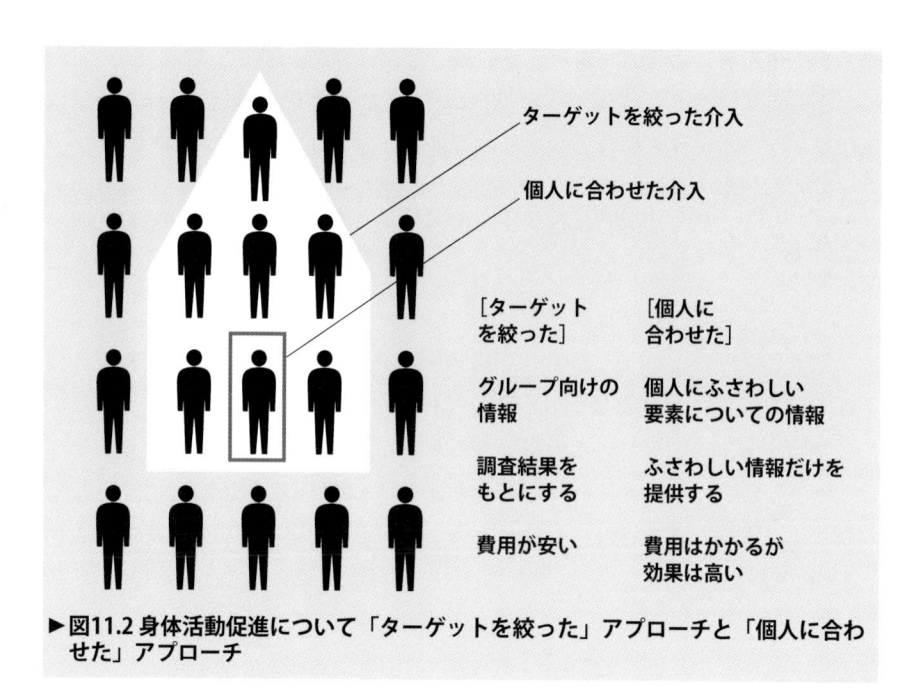

▶図11.2 身体活動促進について「ターゲットを絞った」アプローチと「個人に合わせた」アプローチ

「個人に合わせた」プログラムとは，あるステージに属するメンバーの一人ひとりに合わせて作ったプログラムのことである。各人は，行動を変えるうえで重要な要素についての質問に答える（身体活動を続ける自信はどの程度か，適切な認知的・行動的プロセスを用いているか，どんな結果期待を持っているか，など）。そして各人の回答を用いて，個人個人に合ったメッセージ作りをする（Marcus, Nigg, Riebe & Forsyth, 2000）。個人に合わせたアプローチはもっと実験を重ねる必要があるが，個人に合ったメッセージを与えると，個人はそのメッセージを読み，内容を消化する可能性が高くなると思われる。さらに，その情報を用いて行動を変える可能性もまた高くなる。

　個人にふさわしく，身体活動のステージに合ったメッセージを与えるというのが理想的だが，個人に合わせてメッセージを作るというのは，ターゲットを絞ったメッセージより費用も労力もかかる。ターゲットを絞ったアプローチと個人に合わせたアプローチのどちらかを選ぶ場合は，その費用とメリットを比較検討する必要がある。だが場合によっては，コンピューターやインターネットなどの技術を利用すれば，個人に合わせた身体活動メッセージを費用対効果の高い方法で作れることもある。さらにこのような技術によって，1対1のカウンセリングだけに頼らず，個人に合わせたカウンセリングを安価に，かつ大規模に行うことができる（Marcus, Bock et al., 1998;「ジャンプスタート：地域型プログラムの研究」など，コンピューターで個人に合わせたメッセージを作るプログラムの説明については6章を参照のこと）。

メディアを使ったアプローチによってターゲット層に働きかける

　今回，1965年から1995年までに発表された127の身体活動に関する研究を見直したところ，直接介入を行うより，メディアによるアプローチでプログラムを提供する介入（印刷物の郵送，情報通信技術など）の方が効果の高いことが分かった（Dishman & Buckworth, 1996）。1対1のプログラムだと，ある種の身体活動はカウンセラーのいるところで行わなければならないが，メディアによるアプローチは，個人が身体活動プログラムを実行するうえでより多くの柔軟性と選択肢を与えてくれるため，効果が高いのだろう。また郵便や電話を使って，ほとんどの世帯に働きかけることもできる。体を動かすことの少

ない成人に，ステージにターゲットを絞った印刷教材による身体活動プログラムを郵送してみたところ，個人に合わせた印刷教材の自助的身体活動プログラム（Marcus, Bock et al., 1998）と同じく，この人たちがもっと活動的になるのに大きな効果があることが分かった（Cardinal & Sachs, 1996; Marcus et al., 1992）。参加者には，セルフ・エフィカシー，意思決定バランス，変容プロセスなどに関する質問票（5章参照）と一緒に，変容ステージに関する質問票（2章参照）を送付するとよい。参加者が質問票の回答を送付すると，数日後に，個人に合わせた印刷教材が送られてくる。

　電話もまた，地域社会に住む大勢の人に働きかける優れた手段である。アメリカ人の95％が家庭に電話を持っている（Fowler, 1993; Lavrakas, 1987; **表11.1**参照）。電話による身体活動のカウンセリングは，体を動かすことの少ない人がもっと活動的になるのに役立っている。例えば，専門教育を受けた健康教育の専門家が体を動かすことの少ない高齢者に，家庭でできる身体活動についてカウンセリングをしたところ，電話によるカウンセリングを受けた人の方が体系的な運動教室より，中等度から高強度の身体活動の継続率がよかったという（King, Taylor, Haskell & DeBusk, 1988; King, Haskell, Taylor, Krae-mar & DeBusk, 1991）。

　また現在，身体活動に関するカウンセリングを健康教育の専門家が電話で行うのと，電話でアクセスできるコンピューターで行うのとでは，どちらが効果的かという比較研究が進んでいる（King et al.近日発表予定）。コンピューターによるプログラムでは，参加者は電話のボタンを使って，その週の運動時間，運動実践の意図があるかどうか，翌週の運動目標，身体活動について自分にふさわしいテーマの情報を聞きたいかどうかなどを入力する。これらのデータはコンピューターシステムで保存され，個人の変容ステージに応じて録音されたボイスメッセージが流れるという仕組みである。このような電話プログラムは，その場でサポートやフィードバックが与えられるという点が有利であり（Marcus et al., 2000），これまでの研究では効果が高いことが分かっている（Pinto, Friedman, Marcus, Lin, Fennstedt & Gillman, 2000）。また，人がこのシステムに電話をかけてくるのを待つのではなく，こちらから先を見越して電話をかけることにも利用されている。さらに，時間や曜日を気にすることなく，

▶ 表11.1 米国世帯におけるコンピューターとインターネットの利用率

	1984	1989	1993	1997	1998	2000
電話利用率(%)	91.8	93.0	94.2	90.9	94.1	94.8
コンピューター利用率(%)	8.2	15.0	22.8	36.6	42.1	51.0
インターネット利用率(%)	*	*	*	18.0	26.2	41.5

注：インターネット利用率のデータは1997年以降のみ。

出典：米国国勢調査局，現人口調査

いつでも必要なときに身体活動のカウンセリングを求めて電話してくることができる（Marcus et al., 2000）。実際の人がカウンセリングする場合は，身体活動に関するカウンセリングをいつでも必要なときに受けられるなどということはありえない。

　アメリカでパソコンを持つ世帯の割合は，1984年には8％だったが，1998年には45％と劇的に増えている（US Bureau of the Census, n.d.; **表11.1**参照）。1998年現在，アメリカの成人ではインターネットをよく使うという人が7,000万人以上を占め（Nielsen Media Research, 1998; Wiese, 1999），そのうち半分はインターネットから健康情報を得ている（FIND/SVP, 1997）。参加者がウェブサイトの変容ステージに関する質問票に記入すると，そのステージに合ったメッセージが届けられ，ステージに合った他のウェブサイトにもリンクできるというプログラムが現在進行中である。インターネットを利用してプログラムを提供すると，参加者は関心のある情報を得ることができ，また自分で情報収集をすることができる。電子メールやオンラインチャット掲示板を使うと，プログラムのリーダーや他のプログラム参加者からサポートや励ましを得ることができる。これも昼夜を問わずアクセスできるため，障害のあるときや逆戻りに対処しようとするときは，いつでもサポートを得ることができる。インターネットやコンピューター電話システムなどの技術は1対1のプログラムより費用対効果が高いだけでなく，地域社会に溶け込みやすく，身体活動のアドバイスを与えやすくなる。

◎行動変容ステージモデルを応用した介入

地域社会のリーダーと協力してターゲット層に働きかける

　地域社会の身体活動プログラムを提供するのに，もう1つ有望な方法として，働きかけようとしているグループに大きな影響力を持った人を利用するという方法がある（King, 1998）。このような影響力の大きな人としては，医師，記者，ジャーナリスト，教師などが挙げられる。例えば，医師や看護師や心理学者などの保健医療の専門家の資格昇進のための単位取得プログラムで，患者のステージに合った身体活動カウンセリングを与える身体活動促進コースを設けるのもよい（King, 1998）。また同様に，ライフスタイルに身体活動を取り入れるよう推進している体育教育のインストラクターに，生徒が自分にふさわしい認知的・行動的プロセスを用いるように勧めるよう，トレーニングを行うのもよい（King, 1998）。

　政治家や聖職者など，その他の地域指導者も世論に影響力があり，地域の人々や，あるいは少なくともその人たちの支持者に対して，プログラムを推薦してもらうことができる。前述したCHAPPプログラムでは，ターゲットとする地域社会自体のメンバーが結束し，その地域社会のニーズを調べ，それに応じたプログラムを作ったことが大きな推進力となった。この連合がプログラム開発者と協力してプログラムの作成を行った結果，ターゲットとしていたスラム地域に住む体重超過で低所得のアフリカ系アメリカ人女性は，普通なら健康増進プログラムからの脱落者が多いにもかかわらず，このプログラムでは脱落者の割合も少なく，臨床的に有意な体重減少と血圧降下が認められたのである（Lasco et al., 1989）。

地域社会の身体活動プログラムのステージ別アプローチ

　地域型プログラムを作成するのに役立つ介入方法のリストを，次に示しておく。本章や他の章で強調したように，1つのプログラムが全員に当てはまるということはないので，段階別のプログラム開発ガイドは示していない。むしろ，以下に示した方法を参考に，あなた自身のアイデアを取り入れて，ターゲット層のニーズ，地域社会の変容ステージ，あなたの仕事上の時間的制限，および資金に合ったプログラムを作り上げるのがよいだろう。

STAGE 1 前熟考期［地域社会］
行動を変えようと思わない人のためのステージ別アプローチ

　この集団については，[a] 身体活動による恩恵にはどのようなものがあるか，[b] 地元地域からはどのようなサポートが得られるか，[c] 他の地域メンバーはどのように身体活動を受け入れているか，などをもっとよく知ってもらうことを目標にする。これらの事柄についての意識を高め，身体活動が生活の中で果たす役割について考え始めるよう勧めるのによい方法を，いくつか次に挙げてみよう。

身体活動を始めようと思わない人に働きかけるには，どのような意思伝達手段を使うとよいか。
◎今はまだ活動的になろうと考えていない人向けの印刷教材を配布する。
◎あなたのメッセージをイメージ化するため，メディアを活用する。以下のような方法を使うとよい。
　視覚的または注目を集めるようなイベントに新聞記者を招く
　記者と協力して特集記事を書く
　タイムリーなニュースリリースや新聞記事を提供する
　ラジオやテレビのトークショーにゲストとして参加する
　ラジオ，テレビ，ケーブルに広告を出す
◎プログラムの重要なメッセージとロゴを店頭のウインドーや地域の掲示板，広告板に表示したり，大通りや主な場所にたれ幕を掲げたりする（USDHHS et al., 1999）。
◎身体活動と健康増進メッセージを表示したバンパーステッカーを作る（USDHHS et al., 1999）。
◎公共企業，銀行，病院などに，毎月の請求書に健康増進や健康教育のチラシを入れてもらうよう依頼する。病院や健診機関の待合室，個人医院，

◎行動変容ステージモデルを応用した介入

診療所，精神保健センター，老人福祉センターなどに，健康増進や健康教育の資料を置かせてもらう（USDHHS et al., 1999）。

初期段階のステージの人には，どんな情報が最もふさわしいか。
◎健康フェアを開催し，体力テスト，血圧測定，体脂肪測定などを行う。これらが身体活動から受ける影響を関連づける。
◎身体活動を長期間続けることで得られる恩恵ばかりを協調すると，とても達成できないという気分になるかもしれないので，短期間に得られる恩恵を強調する（元気が出る，よく眠れる，ストレスが減る，良い気持ちになる，など）。
◎身体活動についての誤解を解く（「痛みなくして得るものなし」，心臓病になるかもしれないといった健康障害のリスクを過剰評価する，など）。
◎活動しないことによって失うものの大きさを知ってもらう（活動的でいることの楽しさ，自尊感情が向上する，など）。

この人たちの気持ちを変化する方へ向けるには，この他にどんな方法を使うとよいか。
◎成功をイメージ化する（「楽しく健康で活動的なライフスタイル」を視覚化する）。
◎身体活動からどのような恩恵を得られるかについて，読んだり考えたりするよう勧める。このグループには，体を動かすことの少ないライフスタイルのリスクを説明するより，身体活動による恩恵を強調したほうがよい。
◎活動的なライフスタイルによる恩恵を，その人が生活の中で最も優先し，高い価値を置いているもの（例えば家族との関係，個人的な信仰，健康，幸福など）と結びつける。
◎体を動かすことの少ない行動が，個人的にも，また他の人の生活にもどのような影響を及ぼすかを考えるように勧める（例えば，体を動かすことの少ない親は子どもにとって不健康なライフスタイルの見本となる）。

身体活動に対する地域社会のサポートをどのような形で示すとよいか。
◎医療提供者と協力し，身体活動からどのような恩恵が得られるかを患者にアドバイスするよう求める。
◎ターゲット層の意識を高めるため，ターゲット層の信頼，尊敬，信用を得ている，または特定できるスポークスパーソンを選ぶ。地域社会内でお手本になる人を見つける。あなたのプログラムを推薦してくれる地元の人を募る（USDHHS et al., 1999）。
◎ターゲットを絞った情報キャンペーンや集いを行う（USDHHS et al.,1999）。
　昼食付勉強会や地域講演会を開く
　ワークショップ，セミナー，生涯学習講座
　青少年グループ・プログラム
　1対1のカウンセリングまたは指導
　テレビやラジオのゲスト・トークショー番組に出演する
　新聞のコラムや特集記事
◎職場，学校，地元組織（ロータリークラブ，有職婦人連盟，全米引退者協会など）（USDHHS et al., 1999）で情報提供のプレゼンテーションを行う。

◎行動変容ステージモデルを応用した介入

STAGE 2 熟考期［地域社会］
行動を変えようと思っている人のためのステージ別アプローチ

　この集団については，身体活動による恩恵，地域社会のサポート，この行動に対する社会規範についての意識を高めることを目標の1つにするとよい。もう1つの目標は，この人たちを，実際に身体活動してみるところまで持っていくことだ。これらの目標を達成するために，いくつかのアイデアを挙げてみよう。

どのような意思伝達手段を使うとよいか。
◎もっと活動的になろうと思っている人向けの印刷教材を配布する。または一般の出版物に健康や身体活動のコツを書いておく（USDHHS et al., 1999）。
◎メディアと協力してメッセージをイメージ化し，その意識を高める（USDHHS et al., 1999）。
　視覚的または注目を集めるようなイベントに新聞記者を招く
　記者と協力して特集記事を書く
　タイムリーなニュースリリースや新聞記事を提供する
　ラジオやテレビのトークショーにゲストとして参加する
　ラジオ，テレビ，ケーブルに広告を出す
◎プログラムの重要なメッセージとロゴを店頭のウインドウや地域の掲示板，広告板に表示したり，大通りや主な場所にたれ幕を掲げたりする（USDHHS et al., 1999）。
◎身体活動と健康増進メッセージを表示したバンパーステッカーを作る（USDHHS et al., 1999）。
◎公共企業，銀行，病院などに，毎月の請求書に健康増進や健康教育のチラシを入れてもらうよう依頼する。病院や健診機関の待合室，個人医院，診療所，精神保健センター，老人福祉センターなどに，健康増進や健康教育

の資料を置かせてもらう（USDHHS et al., 1999）。
◎ビデオ店や図書館で，健康についてのビデオが借りられるようにする。
◎ステージに合った身体活動や健康のサイトにリンクしたウェブサイトを立ち上げる。

もっと活動的になろうと考えている人には，どのような情報が最もふさわしいか。

◎適切な靴や衣服を選ぶなど，活動的なライフスタイルを送るようになるために必要な基本情報を提供する（USDHHS et al., 1999）。
◎たいていは1人で，あるいは家族や友達と一緒にできる活動にはどのようなものがあるか，紹介する。
◎日課をこなしながら身体活動を行う方法を提案する（職場では階段を使う，など）。
◎身体活動についての誤解を解く（「痛みなくして得るものなし」，心臓病になるかもしれないといった健康障害のリスクを過剰評価する，など）。

この人たちを何らかの身体活動をしようという気にさせるには，この他にどのような方法を使うとよいか。

◎身体活動を，ターゲット層にふさわしい価値や課題に結びつけてメッセージを発信する。
◎活動的なライフスタイルのメリットとデメリットを比較検討してもらう。行動を変えることの代償（努力，エネルギー，体を動かすことの少ない生活を克服するためにあきらめなければならないもの）は何か，またそれにどう対処すればよいかに注目する。
◎ゆっくり始めて（5分か10分のウォーキング），徐々に運動量を増やしていくよう勧める（1週間に1日あたり5分多くする）。また，これらの目標を達成できたら褒美を与える。
◎身体活動の準備性に関する質問票（8章のPAR-Q）や意思決定バランスに関する質問票（5章参照）などを渡す。

◎行動変容ステージモデルを応用した介入

stage 2

◎成功をイメージ化する（「楽しく健康で活動的なライフスタイル」を視覚化する）。

何らかの身体活動を始めてみようとする人に対する地域社会のサポートをどのような形で示すとよいか。

◎健康フェアを開催し，体力テスト，血圧測定，体脂肪測定などを行う。これらが身体活動から受ける影響を関連づける。

◎ターゲット層の意識を高めるため，ターゲット層の信頼，尊敬，信用を得ている，または特定できるスポークスパーソンを選ぶ。地域社会内でお手本になる人を見つける。あなたのプログラムを推薦してくれる地元の人を募る（USDHHS et al., 1999）。

◎医療提供者と協力し，身体活動からどのような恩恵が得られるか，また活動的なライフスタイルをスタートするにあたって，まずどのようなことから始めればよいかを患者にアドバイスしてもらう。

◎ターゲットを絞った情報キャンペーンや集いを行う（USDHHS et al., 1999）。

昼食付勉強会や地域講演会を開く

ワークショップ，セミナー，生涯学習講座

青少年グループ・プログラム

1対1のカウンセリングまたは指導

テレビやラジオのゲスト・トークショー番組に出演する

新聞のコラムや特集記事

◎職場，学校，地元組織（ロータリークラブ，有職婦人連盟，全米引退者協会など）（USDHHS et al., 1999）で情報提供のプレゼンテーションを行う。

◎身体活動についての質問があれば電話をかけられるように，身体活動「ホットライン」を設置する（USDHHS et al., 1999）。

STAGE 3 準備期［地域社会］
何らかの身体活動をしている人のためのステージ別アプローチ

　このステージにいるのは，何らかの身体活動をしているが米国ガイドラインの基準を満たすほどではない人たちで，身体活動のメッセージを受け入れやすい。したがって，この集団については，毎週の身体活動量を増やすよう勧めることを目標にするとよい。この目標を達成するため，次の中から方法を選んでもよいだろう。

この人たちに働きかけるために，どんな意思伝達手段を使うとよいか。
◎もっと活動的になろうと思っている人向けの印刷教材を配布する。
◎ビデオ教材やカセットテープ教材，コンピューター教材，手引き，マニュアル，キットなどの自習教材を作成または入手できるようにしておく（USDHHS et al., 1999）。
◎ワークショップ，教室，セミナー，実地演習，レッスン，講義など，身体活動を主体にした公式，非公式の教材プログラムを提供する（USDHHS et al., 1999）。
◎地域社会の人たちが様々なスキルを習得した人に直接会って学べるよう，「専門家に会おう」といったイベントを主催する（USDHHS et al., 1999）。
◎身体活動についての質問があれば電話をかけられるように，「ホットライン」を設置する（USDHHS et al., 1999）。
◎その人たちにふさわしい身体活動や健康のサイトにリンクしたウェブサイトを立ち上げる。

身体活動量を増やす必要のある人には，どのような情報が最もふさわしいか。
◎定期的な身体活動計画をどのように作成するか話し合う。

◎身体活動をもっと楽しくするためのアイデアを提供する。
◎進捗状況を記録するための，セルフモニタリングの方法を教える。
◎どのようなバリアがあるか，またそれを克服するにはどうすればよいか話し合う。
◎読者が，自分がもっと活動的になれるよう，また座ったままでいることのないように環境を作り直すことを勧める（例えば，運動機器を地下室に隠さずに見えるところに置く，職場や家の戸口のそばにウォーキングシューズを置いておく，など）。
◎運動・スポーツ機器を適切かつ安全に用いる方法について話し合う。
◎ストレッチ，ウォームアップ，クールダウンのテクニックを説明する。
　この人たちを全米ガイドラインの身体活動レベルをクリアしようという気にさせるには，この他にどのような方法を使うとよいか。
◎健康と体力づくりフェアを主催する。皆がもっと身体活動をする必要があることを示すため，体力テストを行う（USDHHS et al., 1999）。
◎小さくて具体的で現実的な目標を定めるよう強調する。
◎目標を達成したら自分に褒美を与えるよう勧める。
◎ウォーキングクラブを作ったり，昼食休憩中に友達や同僚と一緒に運動したりする社会支援ネットワークを利用するよう，読者に勧める。
◎椅子に座っているとき，立っているとき，テレビを見ているときも運動するよう提案する。
◎ウォーキングまたはジョギング・プログラムを始める。

身体活動を増やそうという人に対する地域社会のサポートをどのような形で示すとよいか。
◎地域社会のサービス・リストを作り，スキルを磨くためのコースや機会を得たい人はどこへ行けばよいか分かるようにする。
◎地域の人々の競争心を利用し，コンテスト，懸賞，奨励金，知名度，表彰，褒美，楽しい宣伝イベントなどを行う。個人，近所の人，教会，団体，企

業同士で行う競争プログラムを作る．娯楽施設の割引券，フィットネスクラブの会員権，スポーツ・運動機器やウェア，昼食無料券，書籍，Tシャツ，ウォーキングシューズ，表彰状，地域賞などの報奨物を用意する（USDHHS et al., 1999）．
◎医療提供者と協力して，患者に身体活動を増やすよう，またあなたが見つけたいろいろな地域サービスを利用するようアドバイスしてもらう．
◎1日または1回だけ，以下のようないつもと違った種類の身体活動を試してみる機会を与える（USDHHS et al., 1999）．
地域のウォーキング大会
1日または1週間，エレベーターのかわりに階段を使う
職場に自転車で行く日を作る，または自転車を使ったその他のイベントを開く
定期的にスポーツの集いを開く
地元企業，学校，ショッピングモールなどで，昼食時のウォーキンググループを結成する
娯楽施設のお試し会員権やゲスト入場券
◎年齢も経験レベルも異なる人たちのいるグループについては，運動指導の専門家，理学療法士，または運動生理学者に，適切で質の高い教育プログラムを作成してもらう．

◎行動変容ステージモデルを応用した介入

STAGE 4 実行期［地域社会］
十分な身体活動をしている人のためのステージ別アプローチ

　このグループは，最近，米国ガイドラインの勧告レベルの身体活動を行うようになった人たちである。このグループについては，身体活動にこれからも参加するよう促し，その活動に対する地域社会のサポートを強化することを目標にする。そのためには，以下のようなアイデアを実施してみるとよい。

定期的に身体活動を行っている人に働きかけるには，どのような意思伝達手段を使うとよいか。
◎ガイドラインで勧告されたレベルの身体活動をしているが，逆戻りの危険性がある人向けの印刷教材を配布する。
◎身体活動についての質問があれば電話をかけられるように，電話の「ホットライン」を設置する（USDHHS et al., 1999）。
◎地域の社会的資源をまとめたリストを作り，スキルを磨くためのコースや機会を得たい人はどこへ行けばよいか分かるようにする。
◎地域社会の人たちが様々なスキルを習得した人に直接会って学べるよう，「専門家に会おう」といったイベントを主催する（USDHHS et al., 1999）。
◎その人たちにふさわしい身体活動や健康のサイトにリンクしたウェブサイトを立ち上げる。

定期的に身体活動をしている人には，どのような情報が最もふさわしいか。
◎怪我や退屈のリスクを減らす活動のリストを提供し，これまでと違った活動を試してみるよう勧める。
◎ストレッチ，ウォームアップ，クールダウンのテクニックを説明する。
◎読者が，座ったままでいるよりももっと活動的になれるように環境を作り直すことを勧める（例えば，運動機器を地下室に隠さずに見えるところに置く，

職場や家の戸口のそばにウォーキングシューズを置いておく，など）。
◎運動のときに怪我をどう防ぐか教える。
◎進捗状況を記録するための，セルフ・モニタリングの方法を教える。

この人たちに活動的な生活を維持させるためには，この他にどのような方法を使うとよいか。
◎ウォーキングクラブを作ったり，昼食休憩中に友達や同僚と一緒に運動したりする社会支援ネットワークを利用するよう勧める。
◎逆戻りがあることを予測し，それは行動変容につきものであるとして受け入れるよう教え，逆戻りがあってもそれを失敗とみなすことのないようにする。
◎逆戻りにつながる可能性が最も高い状況を想定し，そのような状況でも身体活動を維持するための計画を作成する手助けをする。
◎やる気を維持するため，報酬を組み込むように勧める。新しいウォーキングシューズといった有形物でもよいし，目標を達成した記憶のような無形物でもよい。
◎身体活動の長期目標（数ヵ月に1回，5マイルの歩こう会に参加するなど）と，長期目標達成に役立つような短期目標（1週間に0.5マイルずつ歩く距離を増やすなど）を設定する。

米国ガイドラインの勧告レベルの身体活動を維持しようという人に対する地域社会のサポートをどのような形で示すとよいか。
◎地域の人々の競争心を利用し，コンテスト，懸賞，奨励金，知名度，表彰，褒美，楽しい宣伝イベントなどを行う。個人，近所の人，教会，団体，企業同士で行う競争プログラムを作る。娯楽施設の割引券，フィットネスクラブの会員権，スポーツ・運動機器やウェア，昼食無料券，書籍，Tシャツ，ウォーキングシューズ，表彰状，地域賞などの報奨物を用意する（USDHHS et al., 1999）。

◎行動変容ステージモデルを応用した介入

stage 4

◎医療提供者と協力して，患者に身体活動はどうか尋ねてもらい，地域の身体活動サービスにはどのようなものがあるかを知らせてもらう。
◎1日または1回だけ，以下のような違った種類の身体活動を試してみる機会を与える（USDHHS et al., 1999）。
地域のウォーキング大会
1日または1週間，エレベーターのかわりに階段を使う
職場に自転車で行く日を作る，または自転車を使ったその他のイベントを開く
定期的にスポーツの集いを開く
地元企業，学校，ショッピングモールなどで，昼食時のウォーキンググループを結成する
娯楽施設のお試し会員権やゲスト入場券

STAGE 5 維持期［地域社会］
身体活動を習慣化している人のためのステージ別アプローチ

　このグループは，過去6ヵ月以上，定期的に身体活動を行っており，身体活動に精通している人たちである。このグループについては，逆戻りがあることを予測し，その活動の継続を危うくするような状況になったときの計画を立て，長期にわたって動機付けを維持することを目標にする。これらの目標を達成するため，以下にいくつかのアイデアを示してみよう。

定期的に身体活動を行っている人に働きかけるには，どのような意思伝達手段を使うとよいか。

◎過去6ヵ月以上，身体活動を続けている人向けの印刷教材を配布する。
◎怪我や退屈のリスクを減らす活動のリストを提供し，これまでと違った活動を試してみるよう勧める。
◎身体活動あるいは運動による怪我についての質問があれば電話をかけられるように，電話の「ホットライン」を設置する（USDHHS et al., 1999）。
◎地域における社会的資源をまとめたリストを作り，スキルを磨くためのコースや機会を得たい人はどこへ行けばよいか分かるようにする。
◎地域社会の人たちがこれまで知らなかった様々なスキルを習得した人に直接会って学べるよう，「専門家に会おう」といったイベントを主催する（USDHHS et al., 1999）。

このステージの人には，どのような情報が最もふさわしいか。

◎逆戻りがあることを予測し，それは行動変容につきものであるとして受け入れるよう教え，逆戻りがあってもそれを失敗とみなすことのないようにする。
◎逆戻りにつながる可能性が最も高い状況を想定し，そのような状況でも

身体活動を維持するための計画を作成する手助けをする。
◎日ごろから活動的な人がやる気を維持できるようにするため，褒美を組み込むように勧める。新しいウォーキングシューズといった有形物でもよいし，目標を達成した記憶のような無形物でもよい。
◎怪我や退屈のリスクを減らす活動のリストを提供し，これまでと違った活動を試してみるよう勧める。

この人たちに活動的な生活を維持させるためには，この他にどのような方法を使うとよいか。
◎ウォーキングクラブを作ったり，昼食休憩中に友達や同僚と一緒に運動したりする社会支援ネットワークを利用するよう勧める。
◎行動変容をきちんと維持するという義務を認識し，それを正しく評価できるよう手助けする。
◎どうすれば他人にとってお手本になれるか，いくつかアイデアを与える。

定期的な身体活動を維持しようという人に対する地域社会のサポートをどのような形で示すとよいか。
◎地域の人々の競争心を利用し，コンテスト，懸賞，奨励金，知名度，表彰，褒美，楽しい宣伝イベントなどを行う。個人，近所の人，教会，団体，企業同士で行う競争プログラムを作る。娯楽施設の割引券，フィットネスクラブの会員権，スポーツ・運動機器やウェア，昼食無料券，書籍，Tシャツ，ウォーキングシューズ，表彰状，地域賞などの報奨物を用意する（USDHHS et al., 1999）。
◎医療提供者と協力して，患者に身体活動はどうか尋ねてもらい，逆戻り予防についてカウンセリングしてもらう。
◎1日または1回だけ，以下のような違った種類の身体活動を試してみる機会を与える（USDHHS et al., 1999）。
地域のウォーキング大会

1日または1週間，エレベーターのかわりに階段を使う
職場に自転車で行く日を作る，または自転車を使ったその他のイベントを開く
定期的にスポーツの集いを開く
地元企業，学校，ショッピングモールなどで，昼食時のウォーキンググループを結成する
娯楽施設のお試し会員権やゲスト入場券

結論

地域型プログラムで誰をターゲットにするか，グループのニーズは何か，身体活動はどう認識されているかなど，どのようなメッセージを伝えたいかが分かったら，次はそれらをまとめてプログラムを作成しなければならない。アプローチ方法を選ぶ場合は，プロジェクトに使う尺度や使える資金をもとにして選ぶ。「ステージ別アプローチ方法」の部分では，ターゲット層の動機付けの準備性に応じて，どのような印刷教材，報道機関，地域社会のイベントを利用すればよいか，いくつかのアイデアを紹介している。ここに示した例やあなた自身のアイデアを使って，地域社会の人々の身体活動への参加を高めていただきたい。

文献

◎Abrams, D.B.(1991). Conceptual models to integrate individual and public health interventions: The example of the workplace. In Proceedings of the International Conference on Promotiong Dietary Change in Communities(pp.170-190). Seattle: Fred Hutchinson Cancer Research Center.

◎Cardinal, B.J., & Sachs, M.L.(1996). Effects of mail-mediated, stage-matched exercise behavior change strategies on female adults' leisure-time exercise behavior. Journal of Sports Medicine and Physical Fitness, 36, 100-107.

◎Dishman, R.K., & Buckworth, J.(1996). Increasing physical activity: A quantitative synthesis. Medicine and Science in Sports and Exercise, 28, 706-719.

◎FIND/SVP, Inc.(1997, May). The 1997 American Internet user survey. New York: Cyber Dialog, Inc.

◎Fowler, F.J.,Jr.(1993). Survey research methods (2nd ed.). Newbury Park, CA: Sage.

◎King, A.C.(1998). How to promote physical activity in the community: Research experiences from the U.S. highlighting different community approaches. Patient Education and Counseling, 33, S3-S12.

◎King, A.C., Friedman, R., Marcus, B.H., Castro, C., Forsyth, L.H., Napolitano, M., et al.(in press). Harnessing motivational forces in the promotion of physical activity: The Community Health Advice by Telephone(CHAT)project. Health Education Research, special issue.

◎King, A.C., Haskell, W.L., Taylor, C.B., Kraemer, H.C., & DeBusk, R.F.(1991). Group vs. home-based exercise training in healthy older men and women. Journal of the American Medical Association, 266, 1535-1542.

◎King, A.C., Taylor, C.B., Haskell, W.L., & DeBusk, R.F.(1988). Strategies for increasing early adherence to and log-term maintenance of home-based exercise training in healthy middle-aged men and women. American Journal of Cardiology, 61, 628-632.

◎Kotler, P., & Zaltman, G.(1971). Social marketing: An approach to planned social change. Journal of Marketing, 35, 3-12.

◎Lasco, R.A., Curry, R.H., Dickson, V.J., Powers, J., Menes, S., & Merritt, R.K.(1989). Participation rates, weight loss, and blood pressure changes among obese women in a nutrition-exercise program. Public Health Reports, 104, 640-646.

◎Lavrakas, P.J.(1987). Telephone survey methods: Sampling, selection, and supervision. Newbury Park, CA: Sage.

◎Luepker, R.V., Murray, D.M., Jacobs, D.R., Jr., & Mittelmark, M.B.(1994). Community education for cardiovascular disease prevention: Risk factor changes in the Minnesota Heart Health Program. American Journal of Public Health, 84, 1383-1393.

◎Marcus, B.H., Banspach, S.W., Lefebvre, R.C., Rossi, J.S., Carleton, R.A., & Abrams, D.B.(1992). Using the stages of change model to increase the adoption of physical activity among community participants. American Journal of Health Promotion, 6, 424-429.

◎Marcus, B.H., Bock, B.C., Pinto, B.M., Forsyth, L.H., Roberts, M., & Traficante, R.(1998). Efficacy of

individualized, motivationally tailored physical activity intervention. Annals of Behavioral Medicine, 20, 174-180.
◎Marcus, B.H., Emmons, K.M., Simkin-Silverman, L.R., Linnan,L.A., Taylor, E.R., Bock, B.C., et al.(1998). Evaluation of stage-matched versus standard self-help physical activity interventions at the workplace. American Journal of Health Promotion, 12, 246-253.
◎Marcus, B.H., Nigg, C.R., Riebe, D., & Forsyth, L.H.(2000). Interactive, preventive communication strategies: A proactive approach for reaching out to large populations. American Journal of Health Promotion, 19(2), 121-126.
◎Marcus, B.H., Owen, N., Forsyth, L.H., Cavill, N.A., & Fridinger, F.(1998). Physical activity interventions using mass media, print media, and information technology. American Journal of Preventive Medicine, 15, 362-278.
◎McLeroy, K.R., Bibeau, D., Steckler, A., & Glanz, K.(1988). An ecological perspective on health promotion programs. Health Education Quarterly, 15, 351-377.
◎Nielsen Media Research.(1998, August 24). Number of Internet users and shoppers surges in United States and Canada. New York: Author. Available: www.nielsenmedia.com/newsreleases/releases/1998/commnet2.html
◎Pinto, B.M., Friedman, R., Marcus, B.H., Lin, T., Fennstedt, S., & Gillman, M.(2000). Physical activity promotion using a computer-based telephone counseling system. Annals of Behavioral MEdicine, 22(Suppl.), 212.
◎U.S. Bureau of the Census. (n.d.). Level of access and use of computers: 1984, 1989, and 1993. Washington, DC: Author. Available: www.census.gov/population/socdemo/computer/report93/compusea.txt
◎U.S. Department of Health and Human Services, Public Health Service, Centers for Disease Control and Prevention, National Center for Chronic Disease Prevention and Health Promotion, & Division of Nutrition and Physical Activity.(1999). Promoting physical activity: A guide for community action. Champaign,IL: Human Kinetics.
◎Wiese, E.(1999, January 26). America's online: 70.5 million adults. USA Today Tech Report. Available: www.usatoday. com/life/cyber/tech/ctd392.htm.
◎Young, D.R., Haskell, W.L., Taylor, C.B., & Fortmann, S.P.(1996). Effect of community health education on physical activity knowledge, attitudes, and behavior. American Journal of Epidemiology, 144, 264-274.

用語集

行動変容ステージモデル……… プロチャスカら（1982）により提唱された行動変容への準備性に焦点を当てたモデル。他の理論やモデルで用いられているいくつかの概念を含む統合的なモデルであることから、汎理論的モデル（Transtheoretical model）とも言われる。本書では、行動変容への動機付けの準備性ステージモデル（Stages of motivational readiness for change model）と紹介されているが、すべて「行動変容ステージモデル」に統一した。
Stages of change model

変容ステージ…………………… 行動変容の過程で、前熟考期、熟考期、準備期、実行期、維持期の5つの段階に分類される。禁煙のような不健康行動をやめる場合には、完了期を含め6段階になる場合もある。これまでの研究では、precontemplationを無関心期、contemplationを関心期と訳す場合が多かったが、本書では前熟考期、熟考期に統一した。
Stages of change

変容プロセス………………… 行動変容の過程で、人々が利用する認知的あるいは行動的方略。本書では、以下に示す10の変容プロセスが紹介されている。変容ステージごとに使用される方略に応じた介入を行うことは、行動変容を円滑に進めるために有効である。
Processes of change

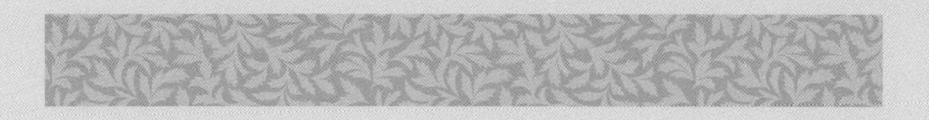

意識の高揚 …………………… 行動変容に役立つ新しい情報や方法を探すこと
Consciousness raising や，知ろうとすること。本文中では，Increasing knowledgeと紹介されている。

情動的喚起 …………………… 行動変容しないことによるマイナス面の影響
Emotional arousal について，種々の感情を経験すること。感情体験（dramatic relief）ともいう。本文中では，Being aware of risksと紹介されている。

環境の再評価 ………………… 問題行動を続けることや，健康行動を実践することが，周囲の人にどのような影響を及ぼすのかについて理解すること。本文中では，Caring about consequences to othersと紹介されている。
Environmental reevaluation

自己の再評価 ………………… 問題行動を続けることや，健康行動を実践することが，周囲の人にどのような影響を及ぼすのかについて理解すること。本文中では，Comprehending benefitsと紹介されている。
Self-reevaluation

社会的解放 …………………… 行動変容を後押しする方向で社会が変わりつつあることに気づくこと。本文中では，Increasing healthy opportunitiesと紹介されている。
Social liberation

逆条件付け Countering	問題行動の代わりとなる新しい行動や考えを取り入れて問題行動と置き換えること。拮抗条件付け（Counter conditioning）ともいう。本文中では，Substituting alternativesと紹介されている。
援助関係の利用 Helping relationships	行動変容する際に社会的な支援を求めて利用すること。本文中では，Enlisting social supportと紹介されている。
褒美 Rewards	自分自身や周囲の人からの褒美を用いて，健康な行動の強化を行うこと。強化マネジメント（reinforcement management）ともいう。本文中では，Rewarding yourselfと紹介されている。
コミットメント Commitment	行動変容を強く決意し，表明すること。自己解放（Self-liberation）ともいう。本文中では，Committing yourselfと紹介されている。
環境統制 Environment control	問題行動のきっかけになる刺激を避け，健康行動をとるきっかけになる刺激を増やすこと。刺激統制（Stimulus control）ともいう。本文中では，Reminding yourselfと紹介されている。

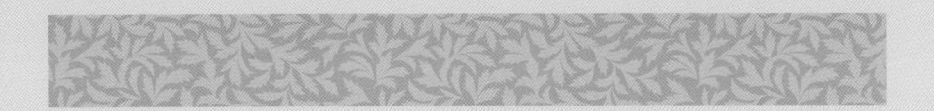

意思決定バランス Decisional balance	ジャニスとマン（1977）により提唱された意思決定理論の主要な構成概念で，行動変容に伴い個人が自覚するメリット（pros）とデメリット（cons）のバランスを意味する。これまでの研究では，prosを恩恵，利益，良い面などと訳し，consを負担，不利益，悪い面などと訳しているものが多いが，本書ではメリットとデメリットに統一した。変容ステージの初期では，行動変容のメリットよりデメリットの方を強く感じており，ステージが進むにしたがってデメリットを感じなくなり，逆にメリットを強く感じるようになる。通常，準備期あたりで，デメリットとメリットが逆転する。
セルフ・エフィカシー Self-efficacy	バンデューラ（1977）により提唱された社会的認知理論の中心的な構成概念で，個人が行動する際，多様に異なる困難な状況においても逆戻りすることなくその行動を継続して行うことができる見込み感。一般に，変容ステージの初期ではセルフ・エフィカシーは低く，ステージが進むにしたがって高くなる。

J.プロチャスカほか著
『チェンジング・フォー・グッド―ステージ変容理論で上手に行動を変える』を参考に作成

索引

あ

アクティブ・リビング・エブリデイ……………82
アクティブリビングプログラム……………57
アナライザー………………141
意識の高揚………………16
意思決定バランス……………28
意思決定理論……………28
一時的な中断……………35
イマジン・アクション……………75
ウォーキング……………4
運動……………4
援助関係の利用……………16

か

ガイドライン……………1
カウンセリング……………49
学習理論……………10,24
環境統制……………16
環境の再評価……………16
逆条件づけ……………16
逆戻り……………35
逆戻り予防……………34
逆戻り予防モデル……………34
強化子……………26
禁煙……………74
クライアントに合わせた治療法……………74
グループ・カウンセリング……………140
減量……………74
公衆衛生総監報告書……………8
行動学理論……………24
行動契約……………26
行動選択理論……………29
行動的スキル……………140
行動的プロセス……………16
行動変容ステージモデル……………8
国立衛生研究所……………1
個人カウンセリング……………102
コミットメント……………16
コミュニケーション……………169
コンサルタント……………141

さ

シェイピング……………25

自己の再評価……………16
自尊感情……………75
実行期……………11
疾病管理予防センター……………1
社会的解放……………16
社会的認知理論……………10
ジャンプスタート・トゥ・ヘルス
……………77
熟考期……………11
宿題……………145
準備性……………11
準備期……………11
「情緒的」サポート……………47
情動的喚起……………16
情報通信技術……………186
「情報的」サポート……………47
身体イメージ……………75
身体活動……………4
身体活動介入……………6
心理学理論……………24
心理療法……………74
生活の質……………1
政策……………33
生態学モデル……………33

セルフ・エフィカシー……………32
セルフヘルプ……………76
前熟考期……………11
相互決定主義……………32
ソーシャルサポート……………46
ソーシャルマーケティング
……………190

た

タイムマネジメント
……………76, 172
体力……………4
楽しみ……………48
調整変数……………42
デメリット……………28
動機付け……………8
「道具的」サポート……………47

な

認知的プロセス……………16

は

媒介変数……………40
汎理論的モデル……………10

評価……………47
ファシリテーター……………141
フィードバック……………52
物理的な環境……………33
プロジェクトPACE……………49
プロジェクト・アクティブ
……………50,81
米国心臓協会……………1
米国スポーツ医学会……………1
変容ステージ……………15
変容プロセス……………15
褒美……………16
歩数計……………86
ボディイメージ……………53

ま

メリット……………28
目標設定……………114
モティベーター……………141
問題解決……………109

や

抑制妨害効果……………35

欧文

IDEA……………109
PAL……………50

監訳者あとがき

　本書を翻訳することになった大きなきっかけは，監訳者の1人である私が，行動変容ステージモデルを提唱したプロチャスカ先生たちの『Changing for Good』の翻訳作業に関わったことである。これは，長年にわたり行動変容ステージモデルを応用しながら禁煙プログラムを開発し，その効果を検証してこられた大阪府立健康科学センターの中村正和先生が監訳され，2005年に法研から『チェンジング・フォー・グッド－ステージ変容理論で上手に行動を変える－』として出版された。この本は，行動変容ステージモデルの考え方に基づいて，喫煙や飲酒，肥満，心の問題などの問題行動を，本人が上手に変えるあるいは家族や専門家が上手に支援するためのセオリーやノウハウが示され，非常に優れた内容であった。しかしながら，私が専門にしている生活習慣病予防や介護予防にとって必要不可欠な健康行動である身体活動・運動についてはまったく触れられていなかったのである。そこで，以前から本書『Motivating People to Be Physically Active』の存在を知り，熟読していた私は，是非ともわが国の健康づくりに関わる研究者や現場の専門家に広く紹介しなければならないと強く感じ，翻訳したいと考えるようになった。

　本書は行動変容ステージモデルに基づいて身体活動・運動支援に関する研究を精力的に行ってこられたマーカス先生たちの貴重な著作である。特に本書の前半部分では，行動変容ステージモデルの基本的な考え方のみならず，関連する他の心理学理論やモデルの紹介，媒介変数の役割についても説明されており，身体活動・運動行動変容のメカニズムを容易に理解することができる。一方，後半部分では，個人，グループ，職域，地域といった様々な場面における行動変容ステージモデルに基づいた具体的な支援方法が詳細に解説されており，身

体活動・運動プログラムの計画・立案に役立てることができる。以上のことから，本書は身体活動・運動支援に精通した研究者のみならず，現場で様々な健康づくりの業務に携わる専門家の方やこれから学ぼうとする初学者の入門書としても十分に役立つであろう。

　翻訳を進めるにあたっては，主に運動疫学研究会が主催している運動疫学セミナーの講師の先生や，セミナー関係者の中でこの分野の研究に取り組んでおられる先生方を中心にお願いし，快諾が得られた。運動疫学セミナーの中でも，「行動科学」をテーマにした講義が行われているが，なかなか行動科学に基づいた身体活動・運動支援に関する参考図書がわが国には少なく，本書のように体系的にまとめられたものがあればいいのにとセミナー関係者の間で数年前に話をしたこともあった。訳のチェックならびに調整にあたっては，できる限り原文に忠実に訳がなされているよう心がけた。どうしても意味が取りにくい単語や理解しにくい箇所については，少し意訳するようにしている。しかし，まだまだ訳の不十分な点があると思われるので，ご指摘いただけると幸いである。

　最後に，本書の発刊にあたって，推薦のお言葉をお寄せくださった荒尾孝先生（早稲田大学スポーツ科学学術院教授，運動疫学研究会会長）には訳者一同心より感謝申し上げる。また，発刊の申し入れに対し，ご快諾いただき，編集にあたってご尽力いただいた株式会社大修館書店の丸山真司氏に心よりお礼を申し上げる。本書が身体活動・運動科学の研究者のみならず，様々な現場で身体活動・運動支援に携わる多くの保健医療従事者の方々に利用されることを訳者一同願っている。

2006年7月
監訳者を代表して
早稲田大学スポーツ科学学術院
岡　浩一朗

著者・訳者紹介

[著者]

ベス H. マーカス, Ph.D
ブラウン大学医学部・ミリアム病院, 行動医学・予防医学センター, 身体活動研究センター所長

リーアン H. フォーサイス, Ph.D
クリーブランド州立大学, 臨床健康心理学助教授

[監訳者]

しもみつ てるいち
下光 輝一

　1975年東京医科大学を卒業。同年東京医科大学内科学教室に入局。80年東京医科大学八王子医療センター循環器内科助手, 83年クリーブランドクリニック人工臓器研究所へ留学, 88年東京医科大学衛生学公衆衛生学に助手として移籍, 97年に主任教授に就任。現在東京医科大学公衆衛生学講座主任教授, 医学博士。その間, 89年には王立カロリンスカ医科大学ストレス研究所に留学し, レビー教授の下で職業性ストレス研究に従事した。

　主に健康科学と予防医学を専門分野としており, 特に, 身体活動・運動に関する行動医学的研究および職業性ストレスとメンタルヘルスに関する研究を行っている。国の健康づくり施策「健康日本21」の目標値の設定と評価,「職業性ストレス簡易調査票」の開発,「労働者の疲労蓄積度自己チェックリスト」の開発,「心の健康問題により休業した労働者の職場復帰支援の手引き」の作成などにかかわる。日本ストレス学会理事長, 日本行動医学会副理事長。

なかむら よしお
中村 好男

　1987年, 東京大学大学院教育学研究科博士課程修了（教育学博士）。
　早稲田大学人間科学部助手, 日本学術振興会特別研究員（PD）などを経て, 現在,

早稲田大学スポーツ科学学術院教授。

専門は，体力科学。現在は，運動生理学，行動科学などを基盤として，ウォーキングを通じた健康増進に関する研究に従事。

岡 浩一朗（おか こういちろう）

1999年，早稲田大学大学院人間科学研究科博士課程修了。同年，博士（人間科学）の学位を取得。

早稲田大学人間科学部助手，日本学術振興会特別研究員（PD），東京都老人総合研究所介護予防緊急対策室主任を経て現在，早稲田大学スポーツ科学学術院助教授。

専門は，健康心理学，行動医学。現在は，中高年者の生活習慣病予防やメンタルヘルスの向上，高齢者の介護予防，心臓リハビリテーションをテーマに，行動科学に基づいたウォーキングや筋力トレーニング等の身体活動・運動の習慣化支援に関する研究に従事。

[訳者]

中村 好男	（早稲田大学スポーツ科学学術院）	1章
小田切 優子	（東京医科大学公衆衛生学講座）	2章
神野 宏司	（東洋大学ライフデザイン学部）	3章
岡 浩一朗	（早稲田大学スポーツ科学学術院）	4章，コラム，用語集
北畠 義典	（財・明治安田厚生事業団体力医学研究所）	5章
涌井 佐和子	（北海道教育大学岩見沢校スポーツ教育課程）	6章
原田 亜紀子	（東京大学大学院医学系研究科薬剤疫学講座）	7章
重松 良祐	（三重大学教育学部）	8章
井上 茂	（東京医科大学公衆衛生学講座）	9章
江川 賢一	（財・明治安田厚生事業団体力医学研究所）	10章
種田 行男	（中京大学生命システム工学部）	11章

行動科学を活かした身体活動・運動支援
—活動的なライフスタイルへの動機付け

©T. Shimomitsu, Y. Nakamura, K. Oka, 2006　　NDC379 xii, 224p 21cm

初版第1刷発行	2006年9月10日
著　者	ベス H. マーカス・リーアン H. フォーサイス
監訳者	下光輝一・中村好男・岡浩一朗
発行者	鈴木一行
発行所	株式会社 大修館書店 〒101-8466 東京都千代田区神田錦町 3-24 電話 03-3295-6231（販売部）03-3294-2358（編集部） 振替 00190-7-40504 [出版情報] http://www.taishukan.co.jp http://www.taishukan-sport.jp（体育・スポーツ）
装丁・本文デザイン	田中眞一
カバー・イラスト	平井哲蔵
印刷所	八光印刷
製本所	関山製本社

ISBN4-469-26596-9　Printed in Japan

[R]本書の全部または一部を無断で複写複製（コピー）することは、著作権法上での例外を除き禁じられています。